非遗篇

幸福拉萨文库

藏医药

《幸福拉萨文库》编委会　编著

叩问天机，采撷雪域高原上的本草

医者仁心，追寻疗愈苦痛的药师佛

西藏人民出版社

图书在版编目（CIP）数据

藏医药/《幸福拉萨文库》编委会编 . -- 拉萨：
西藏人民出版社，2022.6
（幸福拉萨文库 . 非遗篇）
ISBN 978-7-223-07071-3

Ⅰ . ①藏… Ⅱ . ①幸… Ⅲ . ①藏医－介绍
Ⅳ . ① R291.4

中国版本图书馆 CIP 数据核字（2022）第 049205 号

藏医药

编　　著	《幸福拉萨文库》编委会
责任编辑	扎西欧珠
策　　划	计美旺扎
封面设计	颜　森
出版发行	西藏人民出版社（拉萨市林廓北路 20 号）
印　　刷	三河市嘉科万达彩色印刷有限公司
开　　本	710×1040　　1/16
印　　张	12
字　　数	190 千
版　　次	2022 年 7 月第 1 版
印　　次	2022 年 7 月第 1 次印刷
印　　数	01-10,000
书　　号	ISBN 978-7-223-07071-3
定　　价	55.00 元

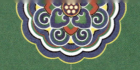

深植高原的生命菩提

　　青藏高原是地球上海拔最高的高原，平均海拔超过 4000 米。巍峨的雪山、连绵的山脉、平静的湖泊、辽阔的草地，构成了它的标志性画面。相比南极北极，这里却是人类活动丰富的天地，是中国多个民族世代居住的地方。

　　这里气候严酷，却生长着丰富的动物和植物，人类的足迹也绵延了数千年。独特的自然条件、复杂的地理地貌、丰富的自然资源，孕育了许许多多耐寒、抗缺氧、生物活性高的药材。

　　次成，一位牧区寺庙的僧人，也是一位藏医。他从小跟着师父在一个山洞里修行，已经三十多年了。也是在这个山洞里，次成潜心研修着师父教给他的医术。在古老的洞穴里，次成拥有各式各样的电子产品，使用互联网搜索自己需要的材料。

　　他制作的传统藏药中，最重要的成分是石头。每年，他都会踏上寻找石头的征程。为了蒸煮石头等药材，次成会去圣湖玛旁雍措采集圣水。费尽心思制作出的药丸，次成会赠送给那些有需要的人，然后，在不久的某一天，再次上路，寻找石头，如此周而复始。

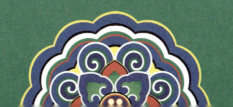

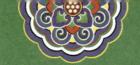

　　强烈的愿望，让次成平静地面对自然，平静地给予，那是来自高原的声音，接受阳光的照耀，然后赠予生命的果实。

　　青藏高原，以她独特的地理环境和人文特色孕育了颇具传统的藏医药，是藏医学发生、发展的摇篮。生活在西藏高原的人民与大自然进行着斗争，在这个过程中逐步认识到一些野果、野菜、动物、矿物等可以解除人体的病痛，如酥油可以止血、青稞酒可以治疗外伤。

　　作为西藏独有的医学，藏医学融入了古印度、古希腊、古波斯、古阿拉伯等地的医学，以及古中医的精华而自成体系，不仅具备完整的理论体系和诊疗体系，而且其诊疗经验涉及内、外、妇、儿，及预防养生各个领域，内容极其丰富。

　　尤其是藏医对胚胎学的认知水平、尿诊和刺血疗法经验的丰富程度，在各类传统医学中都是首屈一指的。即使在现代医学甚为发达的今天，藏医学仍具有重要的学术价值和应用价值，例如简易的涂抹酥油止血、青稞糟消毒等实践技术也为现在的放血、火灸等独特治疗技术奠定了坚实的基础。

　　藏医药承载着藏族天文历算、自然博物、仪式信仰、行为规范、饮食起居等传统知识，同时也通过藏族神话、传说、史诗、戏剧、绘画、雕刻等文化形式得以广泛传播，既为藏族人民提供了持续的认同感，又丰富着人类的医学知识，是世界文化多样性和人类创造力的鲜活见证。几千年来，藏医药为藏族人民和其他兄弟民族的繁衍生息、生产活动和民族文化的发展做出了重大贡献。在环境绝险却也绝美的"第三极"，不管是自然，还是人类的渔猎、舞蹈、修

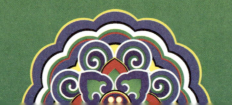

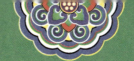

行，都怒放着一种超然坚韧的生命力，这种生命力的背后，是对自然的敬畏。西藏这片神奇的土地孕育了藏医学，而藏医学又让西藏变得更加神秘。

在悠悠岁月中，这个充满神秘色彩的藏医药文化将始终让人神往，让人顶礼膜拜！

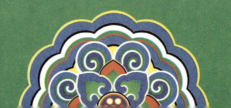

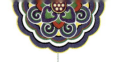

目录
MU LU

第一章

壹

追寻药师佛

在藏族的一些医学典籍和佛教经卷中，主管人身心健康的是药王"门杰拉"。药王是佛祖释迦牟尼的化身，又称药师琉璃光佛或者药师佛。当然，这是宗教化的一种阐述。实际上，藏族先民们在探索和总结大自然的奥秘的过程中，经过不懈努力开创并发展了藏医药的学科体系，为青藏高原的文明延续做出了卓越的贡献。

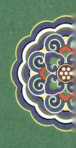

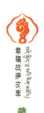

●布达拉宫对面有座药王山●

多年前，40岁的道登达娃磕着长头，从家乡青海玉树曲麻莱出发。那时，他的女儿还不到20岁。和很多朝圣者一样，道登达娃不动声色地积累着脚步，用身体丈量着朝圣的天路，即使睡觉也要用石头在地上做出标记，以免匆忙中打乱步伐。途中，道登达娃的小儿子出生了，他的女儿也生下了儿子。

两年后，道登达娃一家人到达拉萨，他们去了所有能去的寺庙，最后来到药王山，决定不走了。道登达娃说："我是这么想的，我哪里都不去了，我要在药王山修个塔子……"

整整十年，每逢吉日，道登达娃都风雨无阻地坐在药王山下，为修建佛塔托钵化缘。每位来到这里的善男信女，都会将手中的布施恭恭敬敬地交给他。十年后，恢宏的大藏经《甘珠尔》佛塔伫立了起来。

从此，所有远道前来拉萨的朝圣者，那些手持木屐、身系肮脏皮袍、口中念念有词的人们，都希望在这里寻找到心灵的慰藉。

药王山，藏名夹波日，意为"山角之山"，与布达拉宫所在的红山咫尺相对。两山之间，是一条几十米宽的柏油路。曾经，连接这两座山的是一座白塔，塔的底层是门洞，也是古拉萨城的门户。20世纪60年代，拉萨扩建，拆掉了佛塔，一条主干道拉开了两山的距离。有人认为这会断了神脉，就想办法用经幡将两山连接起来。每当藏历年来临时，虔诚的信徒都要在这里挂上新幡。五色相间的经幡横挂在宽敞的车马大道上空，随风舞动，壮观而神秘，寄托的是藏族人民最诚挚的祝福。

药王山是西藏圣山之一，是藏医的发源地。17世纪，第巴·桑结嘉措（第巴，西藏地区旧官名，原为西藏部落或地方首领的称号）在药王山上修建了曼巴扎仓（即藏医学院，也称药王庙），从各寺选拔僧人来此学习医药知识。当时，这里集中了一大批学识渊博的藏医。

千百年来，这里一直是藏族医药体系的圣地，以这里为代表的藏医、藏药，始终在保护着雪域高原的藏族同胞们。如今，曼巴扎仓只剩下一圈古堡式的残垣断壁，在历史的长河中，向人们诉说着它曾经的辉煌。

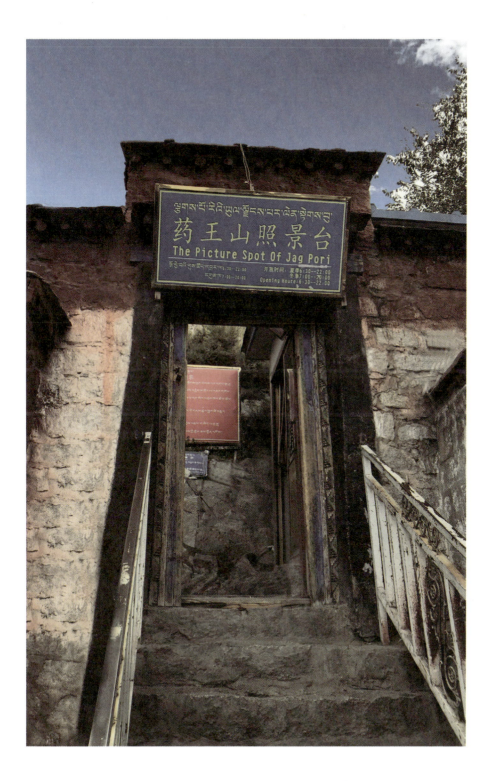

药王山并不高大，也不险峻，但"山不在高，有仙则名"，那药王山的"仙"在哪里呢？

在药王山山麓东侧陡峭的山腰上，氤氲迷蒙中有一个造型独特的石窟小庙宇，叫巴日卢古，也翻译为"扎拉鲁古"。"巴日"是指药王山是个石头山，"卢"是"龙"的意思，而"古"则是"等待"之意。据说，如果病人或他们的亲属到这里来烧香许愿，大多数人的病情会得到缓解，甚至不治自愈，这是因为沾了"仙气"。

释迦牟尼去世前，他的弟子们请求允许他们造佛祖之像，让它作为佛祖的化身永远指导众生。释迦牟尼同意了，但只允许他们造他8岁、12岁和30岁的像。很快，三尊塑像造成，释迦牟尼亲自为它们加持开光后就圆寂了。

后来，不知道是谁在药王山的石头上依照佛祖12岁塑像画了一幅佛祖的画像。又不知过了多少年，这个佛像一点点地自己从崖壁上凸出来，"长"成了现在这个样子，身子已经完全凸出了崖壁，甚至有人说这座塑像至今还在长。

这正是这座小庙叫"巴日卢古"的原因，也是药王山的"仙气"所在。

虽然这种说法带着浓厚的传说意味，但藏医药的产生和发展，一直以来都与宗教存在千丝万缕的联系。传说中的药王门杰拉、药师琉璃光佛，都是释迦牟尼的化身，也有人说释迦牟尼就是药王。其实，藏传佛教尊奉的佛和菩萨，都是信徒心目中的"药王"。藏医制药时首先要设坛奉经向佛祖敬香礼拜，待药品制成后还要"开光"，这已成为传统的宗教仪式，成为藏族同胞表达集体情感的一种方式。

相传，巴日卢古顶上的山崖就是文成公主思念家乡时向东膜拜的地方。这个石窟小庙宇开凿于松赞干布时代，呈现不规则的长方形，面积大约27平方米，岩壁上有69尊石刻造像，零散地分布在中心立柱四面和洞窟的南面、西面、北面的岩壁上。据藏文史籍《智者喜宴》记载，这些造像为松赞干布的王妃如雍所刻，可知雕刻时间已在1300年以上。经过1000多年的风风雨雨，中间几经兴衰，这座拉萨地区罕见的石窟寺庙至今仍然保存完好。

对于西藏地区的每一个人来说，石头都是有生命的。藏传佛教的信徒们喜欢诵经祷告，更喜欢将经文或佛像雕刻在石头上，以表明对佛教刻骨铭心的崇敬。在西藏，你会发现每一块石头的背后，都存在着玄妙的故事，充满了神性。

很多信徒不远万里，从家乡携带着刻有六字真言的石块来到药王山面前，将其恭敬地置于山崖上，以表达自己的虔诚。如此在药王山的转经道上，一座座凝结着无数信徒心血的玛尼石堆就诞生了。于是，信念在寒风中有了储存的地方，后来人有了行走的方向。

顺着这些饱含着寄托的玛尼石来到药王山西侧，你会发现在西侧的山体上，密密麻麻地刻了数千尊大大小小的佛像，人称"千佛崖"。这面千佛崖据说是14世纪的贵族多仁班智达出资雕刻的。山壁上的佛像，风格各异、内容丰富、技法多样、颜色艳丽无比。除了最中间的释迦牟尼像，其他的规模都不算大，其中还有巴掌大的小造像。

据五世达赖喇嘛著的《西藏王臣记》记载：一日，松赞干布来到红山，见到六字真言幻影从山中自然显现，他当即沐浴净身，默默祈祷。随后，他又在六字真言放出的光芒中看到了观音菩萨、度母、马头金刚等佛像。于是他请人依照所见，在岩石上雕刻出佛和菩萨的像以及六字真言。

时至今日，那叮叮当当的凿石声还不断地回荡在人们的耳际。

药王山的转经路上，人潮涌动，焚香祈祷、叩头膜拜的信徒们，把自己内心的祈盼全都倾倒给了这佛光四溢的神山，让希望有了寄托和依附。

● 历史源头"开水药" ●

不到西藏，不知西藏之辽阔；不到西藏，不知西藏自然条件之严酷。

一直以来，广袤无垠的雪域高原就以它独特的自然风光吸引着无数人前往，甚至发出这样的感慨：不到西藏，枉到人间走一趟。

只是，很多人到了西藏，除了感慨它的神秘、被它震撼，还要接受它带来的身体的不适。

当你在世界屋脊感觉食欲下降、消化不良的时候，如果遇到一位资深的藏医，他可能会建议你喝一些温开水。即便在西藏日益融入现代医学的情况下，那些资深的藏医们依然愿意使用藏医最初的方式来治愈消化不良这种疾病。

开水也能成为良药？当然。

第一章　追寻药师佛

005

著名的现代藏医学家强巴赤列和土登次仁尊师主编了《中国医学百科全书·藏医分卷》。在这个分为上下两卷的大部头书中，强巴赤列和土登次仁对于藏医的源头，进行了如下的记载。

很久以前，先祖梵天王，看到原始社会的西藏百姓被消化不良折磨，非常同情。于是，他想到用开水来治疗消化不良症。后来，藏族百姓在梵天王的教授下，开始使用开水治病。再后来，百姓们掌握了火的使用方法，减少了消化不良疾病的发生。

在西藏地区，至今依然流传着这样一段谚语："雪域人间出现的第一种疾病，是消化不良；第一种药物，是白开水；第一位病人，叫希布；第一位医生，叫仓巴。"希布，实际上就是人的意思；仓巴，本意指的是藏族的一位先祖。

由此可以推断，在西藏高原治疗消化不良症，最初的药是开水。这其实具有一定的逻辑。药物学家李时珍说过，水为万化之源，水去则营竭。原始社会的人们吃喝都很粗糙，有消化不良症状的人往往很多。藏医认为，水经煮沸后饮用，由凉转为热，其性温热，可促进消化、止呃逆，能治培根病、腹胀、呼吸困难、初期感冒。烧开后的水放凉后饮用，可治疗昏沉、疲劳、呕吐、酒精中毒、口渴、火气上升，及血病、赤巴病、中毒等。

因地理条件特殊，藏族同胞们平时饮用的水多是雨水、融化的雪水和河水等。藏医很早就发现，如果饮用不干净的水，会导致疾病。他们将这些水按照性质优劣依次分为：雨水、融化的雪水、河水、泉水、井水、盐湖的水，及森林中的水。而开水，能够把劣质水变为优质水，对健康有利。

藏医主张万物都可以被利用，即便是不值钱的水也能成为治病的良药。"开水药"从发明至今，也一直在呵护着藏族同胞的健康，尽管它是如此平凡，如此易得。据现代医学研究，开水，尤其是煮沸后冷却下来的温开水，不仅解渴，还容易透过细胞促进新陈代谢、调节体温、增强免疫力等。可见，梵天王开出的药方是具有一定合理性的。

历史是灵动的，时间太久了，谁也分不清真假，只知道藏医药从这里起航，千百年来守护着藏族同胞们的健康，成为我国医学宝库中的一颗璀璨明珠。

有人的地方就有疾病，但藏族同胞们却很擅长从任何一点自然的馈赠中找到医治疾病的方法。据藏医史记载，早在公元前1世纪，生活在西藏高原的人们就在同大自然的斗争中逐步认识到一些野果、野菜、动物、矿物等可以解除人体的病痛，并且得出了"有毒就有药"的说法。

到了公元4世纪，也就是赞普直贡赞布时期，藏族百姓已经学会用青稞酒治疗外伤、用融化的酥油止血、用酒清洗伤口等原始简单的办法。那个时候，藏医虽然还没有形成系统的理论，但已经开始像一棵小苗一样，萌芽了。

公元629年，松赞干布统一西藏高原。在他的授意下，吞弥·桑布扎前往印度，学习梵文及印度文化。他学成返回西藏后，新创了如今众所周知的藏文，为西藏的所有文化，特别是医学的发展奠定了坚实的基础。

公元641年，松赞干布与文成公主合婚。文成公主入藏时带来了先进的中原文化，其中就包括大量的医药知识和很多中医人才。据史料记载，文成公主带来了"四百零四种病方、五种诊断法、六种医疗器械，以及四种医学论著，如《门介钦莫》（即《医学大全》）等"，这些论著最终被译为藏文，合编为一部《医学大典》，这是已知最早的藏医学经典文献，可惜已经失传。

公元7～9世纪，是藏医学史上一个最重要的阶段。数以百计的外族医生来到西藏，数以千计的医学著作被译成了藏文。当时，出现了九大著名的医学家，其中宇妥·云丹贡布最为有名。宇妥·云丹贡布曾到尼泊尔、印度等地游学，回到西藏成为第五代赞普赤松德赞的首席侍医。正是他经过二十多年的努力，同时吸取古印度、尼泊尔、中医等医学精华，总结自己在西藏大规模开展医疗活动的经验，终于著成了闻名遐迩的藏医经典《四部医典》。宇妥大师曾前往西藏林芝药城，建立医学寺院，传授医学理论，培养弟子上千人，后人称之为"药王"。他本人也深得养生之道，一生享寿125岁。

当时，《四部医典》《月王药诊》《甘露宝瓶》等一大批经典藏医经典著作面世。如今，这些著作仍然被很多藏医奉为圭臬，指导着藏医学的理论与实践工作。

当时，西藏地区产生了近30多个医学流派。有善用药物、饮食、外治和起居四种治法的中央学派，擅长用泻法的古老象雄学派，以放血术见长的多尔波学派，善配毒的门巴学派，擅长火灸的阿夏吐谷浑学派，擅长针刺放血的粟特学派等。

可以说，藏医学作为一个有完整系统的理论与实践体系的医学，就是在这个时期孕育成熟，并达到一个光辉顶点的。

● 南派北派，犹如当空日月 ●

朗达玛，原名达玛，吐蕃末代赞普。他在位期间（838—842），对佛教采取禁绝措施，史称"朗达玛灭法"，也称为"朗达玛灭佛"。佛教徒把他看成是牛魔王转世，在他的名字达玛前面加一个"朗"字（"朗"的意思为牛），组成朗达玛，以表示对他的反感。

正是因为他的灭佛运动，宇妥的《四部医典》在完成后只能作为伏藏藏进了桑耶寺，直到150多年后才重见天日。正是因为他的灭佛运动，寺庙中的大量藏医僧人被迫还俗。然而，即便是这样一个在西藏历史上属于礼崩乐坏的时期，许多文化传统被中断，但医学却是个例外。

这一时期发生的在藏医学史上最重大的事件之一，就是伟大的学者仁钦桑波将发八他（发八他，人名，Vāgabhata）的《八支精要集》、喀且·达瓦宛嘎的《八支精要集广注·词义月光》等当时一些最重要的吠陀医典翻译成了藏文，丰富了藏医学的宝库，对以后的藏医学产生了广泛的影响。

仁钦桑波，公元10、11世纪西藏最伟大的翻译家，中世纪百科全书式学者。他翻译的《八支精要集》一度被许多藏医奉为权威经典，直到12世纪末《四部医典》被重新发掘出来。事实上，新的宇妥的《四部医典》就吸取了《八支精要集》的内容。

这些医典被译成藏文后，大大激发了当地人去印度学习的热情。他们怀揣重金，执着地去寻访博学而声名卓绝的班智达，作为步入学习殿堂、提高声誉的捷径。这些医典滋养了一代又一代藏医学家，至今仍然被奉为医学圭臬，是藏医在高级修习阶段必读的重要参考书。

公元14～16世纪，长期滋养藏医学成长和发展的吠陀医学在她的故乡南亚次大陆衰落，藏医们对它的热爱也随着它在本土的衰落而减少。这一时期是藏医学相对"内向"独立发展的时期，也是藏医学进一步本土化的时期。

这段时间，在西藏的医学史上形成了北方派（强派）和南方派（苏嘎派）如同日月的两大学派。两大学派都坚持《四部医典》的总纲和理论，利用各自的智慧，予以校订，进行广泛的阐释，同时结合自己的具体特点，不断总结和整理独特的经验。

北派和南派，是从藏医学的根上长出的两棵大树，它们都是愿望树。北派的一棵挺立于西藏北部草原牧区的寒风冻土中，而南派的那棵生长在河谷农区的土壤里。两派你来我往长达数百年的学术争鸣，标志着藏医学的发展进入了更深的层次。

北方学派以讲、辩、著的方式，结合西藏北方的地理、气候、生活方式等实际特征，对独具特点的医治方法进行经验总结，著述医书疏解，创制新药方，甚至辨别药物等，发扬了北方学派的特点。代表为强巴·朗杰扎桑、米尼玛·通瓦顿丹、贡曼·贡曲彭达、布措瓦·云丹嘉措等。这些藏医之间不是父子关系，就是师徒关系，互爱互敬，为推动藏医事业发展、树立治病救人好风尚做出了巨大的贡献。

相传，有一次布措瓦到擦绒采药时，多比北部的朗巴托扎巴患有肺疾，其女儿患有痘症，久治不愈，后来在布措瓦的医治下得以痊愈。家人很高兴，希望布措瓦能从家里的几个儿子中选一位成为布措瓦的弟子。布措瓦根据贡曼巴的预言选择了多比·曲载。

布措瓦十分赏识多比·曲载的智慧，他说："背书我比你强，理解能力你比我强。贡曼巴大师曾赐预言，且有特别的梦兆，这一切均指的是你，你我有缘分。"而多比·曲载确实没有辜负期望，成为一代名医，对藏医学的发展做出了卓越贡献。

在上古神话中，西藏地区一直被认为是"不死之药"的产地，自古以来，西藏地区就持续不断地向东亚、南亚和世界其他地区输送各种药物，这个传统一直延续到现代。南方学派正是一个对药物有着特殊而执着研究的学派。

南方学派以讲、辩、著的形式，对药物性味功用、药效本质、释名及作用等方面进行论述、讲解。代表人物有苏嘎·年尼多吉、索卡·年姆多吉、苏卡·洛追杰布、甲波班钦等。

1439年，在山南诞生了伟大的医学家苏嘎·年尼多吉。相传他在10岁

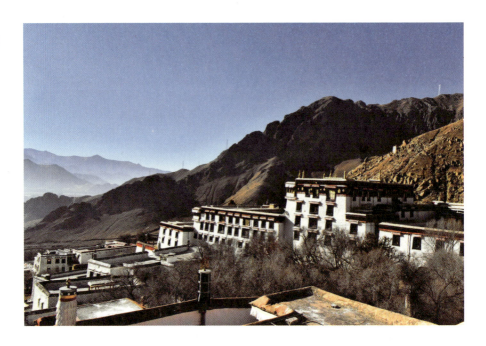

时，宇妥在梦中指点他，说："《四部医典》中因为我老糊涂，有许多不确切的地方，希望你能够给予校正。你的上师是宇妥·云丹贡布，你的法之机缘是医学。"

作为南方学派的建宗祖师，苏嘎·年尼多吉学识渊博，医术精湛，著作颇丰，14岁时与强巴·米尼玛有过交往，16岁编著了《千万舍利》一书，该书共有416品，可惜他仅活了37岁。在不长的一生中，他培养了很多传人，其中有60多人是名医，在藏医药学的发展史上，功绩显赫，名扬千古。他的主要传人是山南最有名望的藏医甲波班钦。

苏卡·洛追杰布在传承南方学派中也起到了重要作用。他的著作很多，主要著作有《祖先口述》《年尼多吉传》《医学概论·庆喜仙人之戏》《医学问答录》等，他在山南扎塘时，对《四部医典》进行校勘订正，刻制了藏医学史上第一次出现的称之为《扎塘四部医典》的著名版本。这个版本的出现，对西藏广大地区讲授《四部医典》起了巨大的推动作用，而苏卡·洛追杰布本人也为藏医学做出了无法估量的丰功伟绩。

公元17世纪，甘丹颇章政权建立，这个政权中成就最大的是五世达赖喇嘛（1617—1682），他十分重视发展科学，采取了一系列鼓励发展医学的政策和措施，使藏医学得到较大的发展。

五世达赖喇嘛非常重视培养医学人才，先后建立藏医机构数处。例如，在拉萨市城关区的哲蚌寺设立"医学利众寺"，下令恢复日喀则的医学校，招收优秀青年僧人学习《四部医典》，培养优秀学者。

其中，由五世达赖喇嘛的摄政第司·桑结嘉措在拉萨设立的"药王山医学利众寺"最为出名。这个医学校由桑结嘉措直接主持，他凭借自己的政治地位，广泛研究历代各注家的著作，并根据亲身经验，对《四部医典》进行了深入细致的研究，对其中有争议的、比较难懂的问题，进行了通俗的注解和诠释。1686年，《四部医典·蓝琉璃》在大家的努力下完成了。这部巨著字数比原著增加了一倍，内容通俗易懂，成为《四部医典》的标准注释本。

十三世达赖喇嘛（1895—1933）时期，藏医药有了进一步的发展。除了发展医疗活动和整理古医著作，就是大力发展医学教育。1916年，十三世达赖喇嘛指示著名医学大师钦热诺布主持建立一个医学和天文历算机构"门孜康"，专门培养藏医学和天文历算人才，编制藏族历书。这所学校一直是近代培养藏医的主要场所，学生最多时达150名。

在青藏高原这片神奇的土地上，不仅有洗涤心灵的壮美景象、抚慰人心的转经筒、暖人心脾的青稞酒，更有着充满神奇色彩的瑰丽宝藏——藏医藏药。

1959年西藏民主改革后，很多高僧、喇嘛藏医意识到佛教"普度众生"的真谛，开始救助生活在偏僻山区、缺医少药的普通百姓。他们摆脱封建统治和礼教的束缚，到政府办的藏医学校、医院授课、诊病，或在农村牧区巡回医疗为百姓造福。他们走遍雪域高原的千山万水，给成千上万的藏族同胞们解除了疾病的痛苦。

"风闻草药能治病，不知'神医'在何方"的现实写照，在今天的西藏，被彻底改变了。

第二章

贰

拉萨也有一个「同仁堂」

一座城市，在千百年时间的洗礼下，总会褪去青涩，不复当初。时过境迁，人们又总试图透过斑驳的岁月触摸一些古旧的事物，寻找来自过去的故事。药王山上的利众院、留在记忆中的门孜康、娘热路上的药师坛城……无不在悠悠时光里，成为人们心中的圣地。

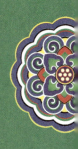

●药王山上的利众院●

100多年前的一天，法国著名传教士古伯察经蒙古、安多藏区前往拉萨。在途中，他发现了一群采药的医僧。

这群医学院的修业僧们，挽起僧袍，在授业师的带领下，分散在山坡上。他们手里拿着一根铁皮包头的棍子和一把小镐，腰间挂着一个装面粉的皮囊，有的人还背负着大锅，因为他们要在山上度过一整天。夕阳西下之前，这群未来的医生们携带着大捆的各种树枝、草根和草株返回……这样的采收工作要持续整整八天，然后用另外五天来对各种药材进行挑选和分类。

这群医僧，就是药王山上利众院的学员们。他们会在每年的7月，从拉萨夺底到扎耶巴山脉，沿着第司·桑结嘉措当年走过的路线采药认药。从出发到返回期间，学员可以向老师或执事请教，返回后执事老师开始准备药材识别考题，不再允许学员提问求教。

自古以来，考试都是检查学生学习效果的有效方式，也让很多学生又爱又恨，不得不慎重对待。只是，对于这些利众院的学员们来说，考试形式很简单，考试内容却很繁杂，而考试结束很好玩。

当月11日，藏药材识别考试开始。一般会展出五六百种药材标本，所有人都参加辨认，在不认识的药材下打圈，在了解的药物下画钩。考试结束后，按照打圈画钩的数目排成绩。按照规定，考试回答错误的学员要交罚款，罚款用于购买夏坐休沐期宴会上需要的酸奶。

13日，学员们穿着盛装，按平时座位入座饮首次茶，而后执法僧宣布采药规章和考试成绩，学员按照成绩重新入座，并鞠躬。第一名的奖励通常是上等哈达和奖品，以下依次是不同等级的哈达和奖品。

稍后管家宣布采药活动的领头人、守门人、背药袋的人、管驴人，以及倒数第二名装扮白驴、倒数第一名装扮黑驴的名单。白驴和黑驴上驮有兰花"煞都"（药物驮子）和白花"煞都"。

接着，本次考试第一名手持"日雪卓达"（一种藏药），带领上述人员绕会场一周，大家尽兴而散。考试合格的学员会放假一天半。

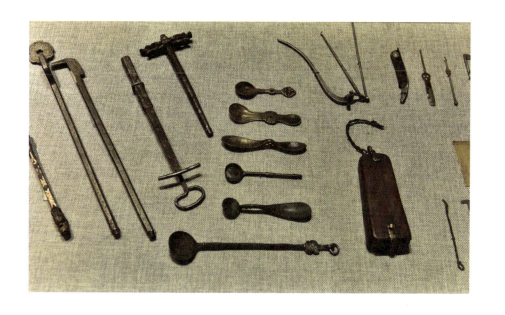

　　有意思的是，考试第一名和扮黑驴的倒数第一名，奖品相同。这也许是为了安慰黑驴扮演者的失意心理吧？

　　药王山东南西侧都是陡峭的山崖，分别向东北方向和正北方向延伸出两条山臂，像两条臂膀把药王山的北面环绕出一个山坳。山下清泉清澈见底，甘甜清冽。

　　14世纪，大成就者唐东杰布在山上建造了净房后殿珠托庙，里面供奉的有用珊瑚缀成的无量寿佛像、用绿松石缀成的绿度母像，以及用琥珀缀成的高空行母像、海螺缀成的观音像等。

　　1696年，为了完成五世达赖喇嘛的遗愿，一代药王第司·桑结嘉措在此基础上修缮了日渐败落的神庙，创建了由地方政府主办的迦布日医学利众院，标志着藏医学一改往日的师徒教学方式，开启了一种更有组织的体制化传承形式。

　　第司·桑结嘉措新建了一个有二十根柱子的大殿，里面供奉的主要是从印度迎请的一层楼高的佛祖金铜塑像、药师八如来、五医学仙人、宇妥·云丹贡布、五世达赖喇嘛和第司·桑结嘉措等的等身塑像。

　　大殿的正门梁额上，是用藏文、兰扎文、乌尔都文和梵文书写的颂词："圆满尘积药王山，山顶高耸琉璃天。壮观稀有利众生，济世功业代传洲。"

　　藏历第十二饶迥火牛年（1697）5月25日，第司·桑结嘉措主持了药王

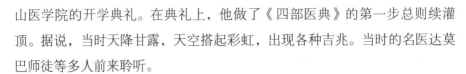

山医学院的开学典礼。在典礼上，他做了《四部医典》的第一步总则续灌顶。据说，当时天降甘露，天空搭起彩虹，出现各种吉兆。当时的名医达莫巴师徒等多人前来聆听。

医学利众院建立后，第一任院长是著名藏医学家、曾担任五世达赖喇嘛专职医生的达磨曼然巴·洛桑曲扎和占比·比丘洛桑阿旺。

为了能更好巩固和发展医学，医学利众院制定了从西藏各寺院选拔天资聪慧学员的公文和条例，建立了驻寺学员学籍管理的盖印文书，还建立了供应64名学员生活资料的庄园制度及其财产文约。

为了能使专业的医学理论知识与宗喀巴大师显密佛像的理论得到全面、长期的发展，学院以各寺庙总规章条令为依据，制定学习器乐吹奏，制作朵马、酥油茶等艺术。尤其是在藏医学理论学习中，学院十分重视救死扶伤的疾病治疗实践，注重临床学习。

学员们要听老师的安排，通过两次以药师赞颂仪轨经为主的寺院规定的经书背诵考试。能熟练背诵《四部医典》全书的学员给予特别奖励，不能熟练背诵的给予9年期限，如果最后依然不能通过考试则从医学院开除。

就算通过了医学院的考试，但没有获得新茶之前的学员依然不能为病人诊病，也不准身带药囊。每年的1月，医学院会派8名医生到拉萨大法会布施药品。同时，年老的医生要向年轻的医生传授实践经验。期间对新参加的施药者和寺院执事老师、8位施药者举行为期两天的隆重的酬新茶仪式。获得新茶的学员，就可以给人看病了。

每年的12月，医学院都会进行为期七八天的大型药物炮制活动，所有人都要参加，其中执事老师和年迈僧人等能独立行医施药者，会拿出自己的药方共同讨论，制定医学院集体药方的配伍。然后大家通过洗、煮、砸、碾、粉碎等炮制加工程序，共加工制出54种药剂，可治疗404种疾病。

当时，很多学识渊博、实践经验丰富的学员会被选为历代达赖喇嘛的专职医生，或三大寺的坐堂医生。他们医术高明、著书立说，对传播藏医学起到了举足轻重的作用。

七世达赖喇嘛时期，拉卜楞寺的第二世嘉木样更钦·久美旺布到药王山拜祭时，宇妥·云丹贡布的一幅唐卡突然自行掉落下来。大家一致认为这是大量修建医学院的吉祥之兆，于是西藏各地修建了许多医学院，整个藏医药事业呈现出兴旺发达的局面。

药王山利众院创立之前，藏医学的传承主要是通过师徒传承或者家族传承，这两种传承方式规模小，在一定程度上限制了藏医药传播的速度。利众医学院成立后，在其近300年的发展历程中，为西藏地区培育了大量的医学人才，对藏医学的发展产生了深远的影响。

● 留在记忆中的门孜康 ●

在拉萨大昭寺旁边的一个幽静小巷里，有一个古老的藏式院落，门牌上写着"门孜康"。

"门孜康"，在藏语里的意思是医学历算院。门指"医药"，孜指"天文历算"，康指"学院、机构"。百年来，它一直是西藏百姓心中健康的守护神。钦热诺布，当时最出类拔萃的名医，受到十三世达赖喇嘛的重用，聘为私人保健医生。

1916年，钦热诺布写信给十三世达赖喇嘛，要求建立"门孜康"（医学及天文馆），很快被达赖喇嘛和噶厦政府批准，并拨经费购买仪器、图书等，还授权对该学校给予保护和关照。钦热诺布亲自选址于大昭寺附近的丹吉林建"门孜康"，建好后正式命名为"医学历算学院"，钦热诺布亲任院长。根据当地政府所颁命令，每一个地区的寺庙都要送一名学生到这里学习。

从此，拉萨有了一个"门孜康"。

"门孜康"，也有人称它为"医算局"，是一所从事疾病治疗、研究和培养藏医、天文人才的专门机构。在钦热诺布的主持下，"门孜康"建立了一套严格的教学制度。院内设授课教室、门诊、医院和师生生活用房。

学员由各地寺庙选送，最多时达150名。学习内容除了医学必修课，还包括佛学、语言学等，医学本科主要学习经典著作《四部医典》；此外，还着重讲解人体的脏腑解剖、藏草药知识。学制为6年，经严格考试及格后，学员们就可以回到自己家乡行医。

成立之初，"门孜康"一直为西藏三大领主服务，不准给老百姓看病，

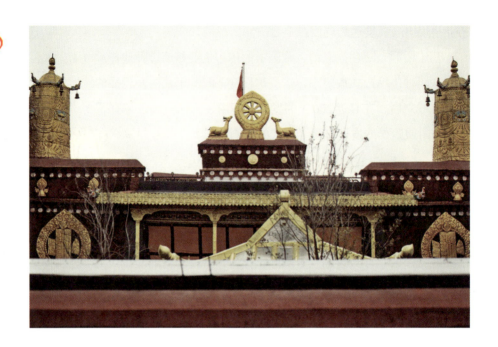

而且医生的地位特别低下。那时的"门巴"（医生）都是各庄园、寺庙摊派来的贫苦僧侣和士兵。他们在这里，与其说是学习医术，不如说是当奴隶，整天都是在服侍那些老师和贵族。挨打、挨饿是常有的事，逃跑的人很多。

因此，早期的"门孜康"虽然招收了不少学生，但能够坚持到毕业的并不多。对于生活在底层的老百姓来说，就算坚持多年熬到毕业，当了医生，依然是靠运气吃饭：给贵族治病，治好了是佛爷保佑；治不好就要坐牢，甚至丧命。所以，不少学员毕业后不会从事医生这个职业，而是有的当小工，有的去种地，还有的利用天文知识去"算命"……

尽管如此，"门孜康"依然培养了一大批藏医接班人，到1959年为止，先后毕业的藏医有300多名（逃跑的无法计算），他们后来都成了藏医学的骨干。

其实，在赞普赤松德赞时代的一段时间内，藏医曾经被尊重。据说，在公元8世纪中叶的时候，赞普赤松德赞忽然得了重病，当时藏医都束手无策。大臣们向各地发出了9封请柬，邀请9位名医前来西藏为赞普治病。可是，其中8位名医因为西藏路途遥远没有来，只有长安的一位医生闻讯之后星夜奔驰，为赞普治好了病。

赞普赤松德赞很高兴，为了感谢他，赠给他"塔西东松嘎娃"（西方百医百准大夫）的称号，并请他留在西藏，赐给他庄园。这位中医翻译了很多医药著作，培养了很多藏医，就连被称为藏医医祖的宇妥·云丹贡布都曾跟着他学习中医。

赞普赤松德赞还特意颁布了"十三条规定"，大意是要尊重医生，对医生以宾相待，听医生的话等等。这就是藏医史上有关医生的"洛资角松"十三条规定。

在"门孜康"里，强巴赤列是幸运的，因为他是贵族，所以他能接触最全的《四部医典》，还能得到当时的名医钦热诺布的亲自指导；他能够不问世事地背诵、听课和答辩，还能跟着师父到贫民区为生活在社会底层的人免费治病以积累经验。

当时，为了鼓励学生好好学习，钦热诺布设计了一顶帽子。帽子前绣着诃子，后面绣着慧剑，代表藏医和天文历算两门成绩，成绩优秀的学生就能获得这顶帽子。在"门孜康"，一共有三人获得过这顶帽子，强巴赤列就是其中一个。获得帽子的学生在夏天采药期间必须戴上这顶帽子，大家一看就知道这是优等生。那个戴帽采药的夏天，成为强巴赤列前半生最荣耀的回忆。

恩师满意他的学习成绩，认为他是其祖父的"转世灵童"，便把全部家传秘方传授给强巴赤列，还传授了清零算法等许多天文历法的诀窍。

所以，20岁出头时，强巴赤列已是精通藏医和天文历算，能独立采药，背起药箱为病人解忧的医生了。他精通藏医学、天文历算和藏语法，还能够背诵20多万字的《四部医典》。有人说，他从青灯苦烛走来，一手捧着传统，一手牵着未来，在风云变幻的历史年代，为藏医药开启了新的一页。

"门孜康"还担负着编制藏历历书的任务。根据西藏地区的气候、地理环境、物候学等自然条件，每年编制一本藏历历书，对西藏地区的农耕活动有重要的指导作用。

1959年以后，"门孜康"与药王山医学利众院合并，成立拉萨藏医院，即现在的西藏藏医院。从此，"门孜康"只负责编制历书。西藏藏医学院接替"门孜康"，成为藏医集大成者，不仅在国内知名，在国际上也很有名气，每年前来求医购药者，络绎不绝。

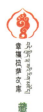
● 娘热路上的药师坛城 ●

2001年2月26日，来自美国的两位僧人在北卡罗来纳大学的阿克兰艺术博物馆的画廊，开始制作一个直径约1.65米的药师佛曼陀罗。25天后，这项工作完成。完成的曼陀罗在画廊里展出了两个半月。6月8日，两位僧人亲自将曼陀罗扫掉，制作曼陀罗的细沙被倒入水中，用来供养十方世界和六道众生。

曼陀罗，是梵文，藏语称作"吉廓"，意为坛城。曼陀罗有"聚集"的意思，是一切圣贤、一切圣众的聚集之处。坛城作为象征宇宙世界结构的本源，是变化多端的诸佛本尊及眷属众神聚居处的模型缩影。

曼陀罗是藏传佛教的一种殊胜仪轨，僧人们会花上几个月的时间用彩色沙子做成坛城的图像，做成之日再用小扫帚扫去，以此代表世间的繁华皆如浮云，转瞬即逝。这种聚集福德与智慧的方法，显得很巧妙而圆满，也是修行中最快速、最简单的方法。而坛城图案，就成了藏族同胞和僧侣日常修习的"皈依境"和"净土图"。

传说中的药师坛城坐落在须弥山山顶，一个神秘而又神圣的地方。那时的人们为了防止"邪魔"入侵人心，在修密法的时候，会在修法的场地筑起一个圆形或者方形的土坛，在土坛上修法，邀请过去、现在、未来诸佛亲临，并在土坛上描绘他们的画像。

这个土坛，就是后世坛城的基本框架。随着时间的推移，这个基本框架演变出多种形式和类别的药师坛城。坛城，象征着永恒，它是一个整体，在构造上一般分为三院，代表三种不同的象征。

外院，象征着宇宙的神圣。

内院，象征着一幅图案，使一颗平凡心转化为一颗菩提心。

内集，象征着绝对平衡与外部的能量和内心的纯洁。

坛城图案的表现形式一共有四种，分别是大坛城、三昧耶坛城、法坛城和羯磨坛城。

大坛城：以黄、赤、白、黑、青5种颜色，分别代表地、火、水、风、空，集合诸尊之坛城及其诸尊的形体。

三昧耶坛城：不直接绘画诸尊的形象，而只是描绘诸尊的标识和手印，故以此表示诸尊的本誓念愿。

法坛城：主要画诸尊的种子真言和一切经的文字义理，表示诸佛、菩萨种子文字的坛城，故又称种子坛城。

羯磨坛城：系描绘塑造诸佛、菩萨威仪事业的坛城，以及诸佛、菩萨的铸像、画像和捏像等雕塑。

药师坛城，供奉的自然是药师佛。一切佛、菩萨都是药师，皆能应众生病与药。据说，药师佛如来，在行菩萨道时看到众生处于困苦之中，遂立下十二大愿，发誓要解除众生的病痛，让众生身心安泰。因为十二大愿之中的第二大愿是"愿我来世得菩提时，身如琉璃，内外明彻，净无瑕秽，光明广大，功德巍巍"，所以琉璃被认为是修行的境界化身，"形神如琉璃"是佛家修行的最高境界。于是，琉璃成了药师佛如来的化身。

药师如来身着通肩式袈裟，结跏趺坐于莲花台，一手结禅定印捧药师琉璃塔，象征药师如来的十二大愿；另一手结与愿印，满足一切众生之愿。主尊身呈深蓝色着三法衣，结跏趺坐安住莲花上，宝座前绕八大菩萨与天界诸尊。

在藏族地区，一直流传着一个与药师佛身体颜色有关的故事。相传，很久以前，有一次药师佛从一个地方到另一个地方化缘时，路途中的很多动物都惊讶于药师佛身体的颜色，纷纷驻足观看。

后来，药师佛来到一个鸟语花香、风景如画的世外桃源，遇到一位樵夫。樵夫也对药师佛身体的颜色感到惊讶，问他："为什么您的身体是蓝色的呢？"药师佛答道："因为我的身体含有世上各种不同的疾病，所以我的身体就变成了蓝色！"

据《药师琉璃光王七佛本愿功德经》记载，曼殊室利法王子恭敬地向佛发问，祈求释迦牟尼佛为了后世的众生而讲述其他佛陀的名号和本源。本师随求开示了对五浊世间中的苦难众生最具利益的七尊药师如来，也就是药师如来分身的七佛。

绘制坛城时必须尊奉固定的格式，造像的规格尺度都有明确规定，不得改动以免降低其神圣性。

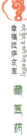

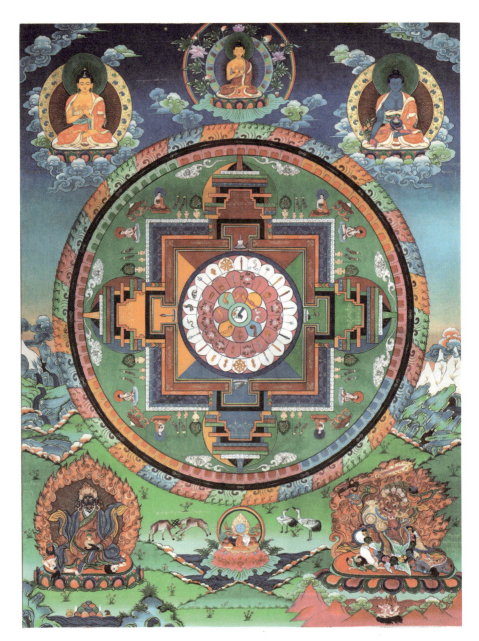

药师坛城一般由16000个柱子组成，坛城四周围绕有四院，里面种植着千千万万的药物，还有各种各样的动物。城南阳光普照的山上，长满主治寒性病的各种热性药物；城北生长着主治热性病的各种寒性药物；城东生长着七种诃子；城西生长着六种良药及寒水石、五灵脂，还有温泉和五种药水。药林上空，群鸟欢歌；药林四周，群兽欢舞，无量宫正中陈放着装饰各种宝石的宝座，宝座上有神狮、神象、天马、孔雀等。座上端坐着正在传讲医学的药王——药师佛如来。

坛城除了绘制在布帛上，还可以画在地面或者木板上。制作前，要先将生石膏及各种矿物质颜料磨成粉，然后将石膏粉分别兑入每种颜料中。雍和宫大威德金刚坛城法会上的坛城，就是用这种颜料粉漏制而成。由于使用彩砂铺画而成，所以无论耗时多长，多么精美，都因为没有办法长期的保存，不得不在活动结束之后抹去，而成为短暂美丽的宗教艺术。

药师坛城是佛教医药的概观，是药师佛文化的信仰中心和药师法门以及"药师禅"的修持地，是具有胜境加持力的"道场"，对藏医药的发展有着深远的影响。

●格鲁派的"曼巴扎仓"●

历史上，藏医的传承教育形式不外乎两种，师徒传承和学校教育。师徒传承在藏医萌芽时期就已经存在，并持续了很长一段时间。师徒传承又包括父传子、兄传弟、师传徒这三种形式。

西藏地区的学校教育开始于公元8世纪，据《藏医史》记载，宇妥·云丹贡布从30岁开始招收门徒。公元763年，55岁的他带领近30名学生离开拉萨，来到工布曼隆创办"工布曼林"（工布藏医学堂）。这所学堂是西藏历史上有文字记载的第一所私立医药学院，也是西藏历史上最早的职业专科学校。据说，当时从这所学校毕业的有50位"曼然巴"（博士）、50位"然尖巴"（硕士）、100位"嘎居巴"（医师）、100位"堆热巴"（医士），共300人，开创了私人办藏医教育的先河。

从11世纪开始，西藏地区的封建农奴制社会进入鼎盛时期，格鲁、宁玛等众多教派形成。这些教派的创始人或代表人物，为了弘扬自己的教派，往往借行医之便，深入民间，一边为贫困的民众消除疾病带来的痛苦，一边宣传自己的佛法。

那个时期的教派代表人物大多具有高明的医术，例如，格鲁派的创始人宗喀巴大师就精通藏医。据说，他晚年生病后，周围虽然有17个医生，但配药、施药等均由大师亲自指点。那个时期的藏医主要是通过父传子、兄传弟、师传徒的形式传承，学校教育少之又少。

早期的格鲁派不大重视宗教经典之外的其他文化，如诗歌、医学、天文历算等的学习，因此拉萨三大寺中都没有"曼巴扎仓"。但17世纪中叶至18世纪初，甘青地区较大的寺院纷纷建立"曼巴扎仓"。这并非偶然。

清朝入关后，清政府认为"卫藏安而西北之边境安，黄教服而准蒙之番民皆服"，故积极推行"以教化导"政策，多次派专员赴藏迎请五世达赖喇嘛进京。1652年，五世达赖喇嘛应召进京，并得到殊礼，赏金9万两作为供养。

格鲁派利用清政府的赏赐修建了大量寺院，并拨给一定数量的田庄和佃农，以供养寺院，大大提高了它的威望，很多寺院纷纷改宗，投奔到格鲁派门下。不仅仅寺庙数量剧增，其组织结构也不断加强，为"曼巴扎仓"的建立创造了条件。

另外，由于藏医学具有独特的疗效，无数患者直接受益，民众感恩寺院，纷纷成为格鲁派的信众，这不仅扩大了寺院的名望，也增加了香火收入，为建立"曼巴扎仓"提供了物质基础。而且，藏传佛教寺院历来以培养精通"十明"文化的高僧和学者为己任，如果缺乏医明，就难以达到"十明"。这也是各寺院创建"曼巴扎仓"的一个重要原因。

1782年，第二世嘉木样·久美旺波活佛，仿照拉萨药王山寺医学利众院的模式，在拉卜楞寺创建医学院。他亲自主持了隆重的奠基仪式，将从药王山带回的宇妥画像作为奠基物并将宇妥·云丹贡布著的《四部医典》作为基本知识传授给医学院的僧侣。

拉卜楞寺的曼巴扎仓，是现存规模最大的曼巴扎仓，也是甘南藏族自治州第一个藏医药专门机构。从此以后，甘青地区较大的寺院纷纷建立"曼巴扎仓"，在藏传佛教传播的地区，"曼巴扎仓"是藏医学传承的重要载体，甚至形成了"舍寺院外无学校，舍宗教外无教育，舍僧侣外无教师"的现象。

可以说，藏医学能够传播到如此广袤的地域，特别是17世纪以后在安多和诸蒙古部族地区传播如此之快，"曼巴扎仓"功不可没。

"曼巴扎仓"为藏语音译，"曼巴"意为"医生"，"扎仓"意为"经院或学院"，"曼巴扎仓"即藏族地区藏传佛教格鲁派寺院内学习藏医学、培养藏医生的专门机构，是集医学教育、医疗、制剂等为一体的藏医学综合发展中心。

格鲁派各大、中寺院的组织大同小异，一般是寺院—学院—扎仓（相当于系）。学院分为密宗学院和显宗学院，"曼巴扎仓"属于显宗学院。

如果你是一位刚入寺院的僧人，不懂藏文，更别说藏医学基础，那你就需要从学习藏文和佛经开始，而且你必须要自己寻找老师完

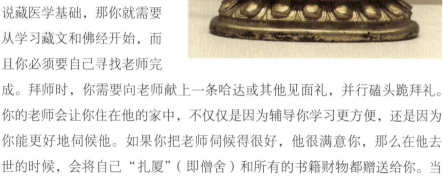

成。拜师时，你需要向老师献上一条哈达或其他见面礼，并行磕头跪拜礼。你的老师会让你住在他的家中，不仅仅是因为辅导你学习更方便，还是因为你能更好地伺候他。如果你把老师伺候得很好，他很满意你，那么在他去世的时候，会将自己"扎厦"（即僧舍）和所有的书籍财物都赠送给你。当然，你只有下午或者晚上的时间能用来学习，因为你的大部分时间需要用来参加寺院或者扎仓的集体宗教活动。

当你具备一定的基础后，你就可以去"曼巴扎仓"学习了。在"曼巴扎仓"，你的学修期为10年左右，你首先需要背诵本寺院要求的常用经文和本扎仓有关医学著作，然后再分级别依次学习医学知识、诊断方法、治疗方法和药物学。此外，你还需要学习天文历法、历史、语法、诗歌、藏文书法等等。你每天只能休息3～4小时，"在冰凉的石板上获取无价的宝贝"。

几乎所有的"曼巴扎仓"都将背诵《四部医典》作为一个必需的学习内容，只有背诵完一个年级的《四部医典》的学僧，才能升到上一个年级。如果你恰巧在拉卜楞寺，那么背诵的要求会更高一些。因为第二世嘉木样大师在创建拉卜楞寺"曼巴扎仓"时规定："博闻强记者必须定期背诵《四部医典》全篇，记忆力一般者必须在学期内熟记《四部医典》三小续。"

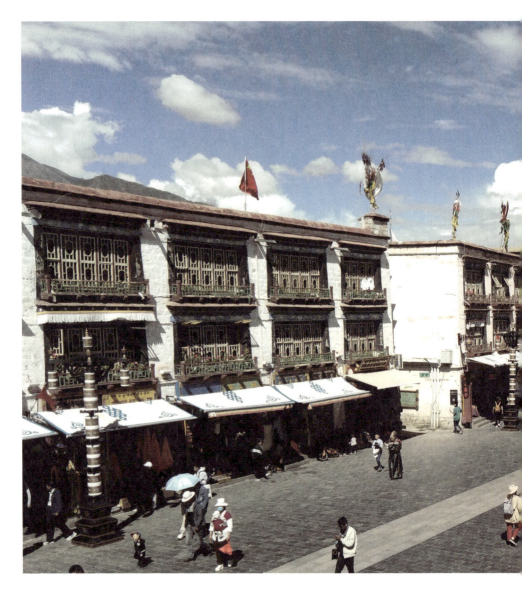

　　每年的4月末，拉卜楞寺"曼巴扎仓"都会利用3～4天的时间在扎仓内进行考试。考试结束会根据成绩对学僧进行一定的奖惩，如对优秀的学僧给予表扬，奖励白糖等进行鼓励；对成绩不好的学僧则惩罚他们背土、磕头。成绩合格的人，升迁到上一级班次。

　　除了背诵，你还必须要学会药材辨认，这也是"曼巴扎仓"非常重要的学习内容之一。学完规定的医学经典后，你要参加一个全面的考试，成绩合

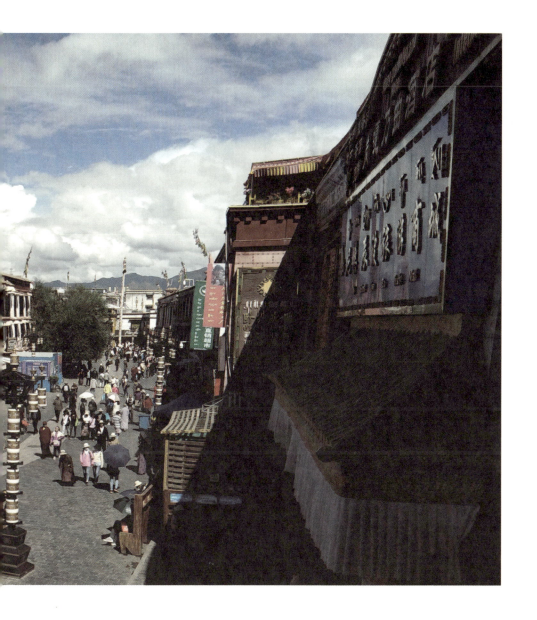

格的人才准许毕业，特别优秀的授予"曼然巴"（博士）学位，并被任命为寺院的保健医生或者本扎仓的老师。

　　"曼巴扎仓"使藏医学教育更加组织化、体系化，加速了藏医学的传播。"曼巴扎仓"的教育体系完备、教学内容充实、教学方法极具特色，培养造就了大量的藏医学人才，并翻译、注疏和编写了大量的藏医学典籍，为藏医留下了宝贵的医学财富。

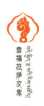

● 源古承新，甘露众生 ●

到拉萨的人，没有不知道八廓街的。它是拉萨著名的转经道和商业中心，比较完整地保存了古城的传统面貌和居住方式。八廓街是为了建造大昭寺，并随着大昭寺的发展而建设和发展起来的，距今已有1300多年的历史。

公元7世纪，赞普松赞干布下令在卧塘湖修建大昭寺，为了监督大昭寺工程的进展，松赞干布同时下令在湖边修建四座宫殿，并移居宫殿以便随时察看进度。这四座宫殿就是八廓街最早的建筑。

大昭寺建成后，众多朝圣者前来朝拜。时间久了，大昭寺的四周被踩出来一条小径，这就是最初的八廓街。后来，寺院周围先后修建了18座家族式建筑，让远道朝圣的信徒或商人们有落脚的地方。

15世纪后，大昭寺成为佛教传播的中心。在它的周围，相继修建了僧人宿舍、宗教学校、小寺庙等建筑。围绕大昭寺，大批的信佛者迁居而来，店铺、旅馆、手工作坊等设施逐渐健全。

八廓街街道上有一条单一围绕大昭寺的转经道，藏族人称为"圣路"。每到黄昏时分，那些互不相识的人们，穿着各式各样的衣服，不约而同地聚集在一起，严格按照顺时针方向沿着这条环形路走下去。

在八廓街上，除了至高无上的大昭寺、信徒叩拜的转经道、游客爱逛的商业街，还有传承着藏族医学院精华、为民众祛病的藏医院门诊部。

藏医院的创立代表藏医达到了一个新的顶峰，我国著名藏医"国医大师"强巴赤列曾经任藏医院的院长。八廓街甚至还有一条街道被命名为"藏医院路"。

西藏自治区藏医院创立于1916年，原为"拉萨藏医历算学院"，也就是"门孜康"。1959年西藏民主改革后，"门孜康"和药王山医学利众院合并成立拉萨藏医院。1980年，拉萨藏医院扩建成为西藏自治区藏医院。

与西藏自治区藏医院并驾齐驱的，还有西藏自治区藏药厂，它的前身依然是药王山医学利众院和"门孜康"，不过是由药王山医学利众院制剂室和拉萨门孜康藏药加工厂合并而成。

据统计，目前我国约有藏药3000种，而有藏药中的"同仁堂"和"药师坛城"之称的西藏自治区藏药厂堪称藏药产业的"龙头"。

1994年，西藏自治区藏药厂开始引进先进的现代化制药设备，以及国内中药厂家的技术专长，再结合传统藏药的制造工艺，重新改造为大型藏药生产企业。药厂由机械化制药替代人工制药，按国家GMP标准要求，成为藏药精品推向市场的第一家藏药厂。

如今，西藏自治区藏药厂拥有400多个品种的藏药。这些藏药都是依据藏医学原理，以现代科学方法与传统工艺相结合的方式进行生产的。西藏自治区藏药厂的藏药选用生长在世界屋脊海拔4000米以上特殊生态环境下的天然、珍贵、优质藏药材，所产藏药以配方正宗、用料地道、工艺精湛而著称于世。当然，西藏自治区藏药厂还拥有藏药顶级加工技术——"坐台"专利技术。它的"甘露"商标在藏药领域中成为第一个"中国驰名商标"。西藏自治区藏药厂的拉萨北派藏医水银洗炼法、藏药仁青常觉配伍技艺，具有神奇而独特的医学价值，入选我国首批国家级非物质文化遗产名录传统医学类。这两种技术蕴含着藏族特有的精神价值、思维方式、想象力和文化意识，体现着西藏人民甚至中华民族的强大生命力和创造力，是世界医药体系的璀璨瑰宝之一。

1962年，著名藏医药大师钦热诺布将他珍藏的七十味珍珠丸、仁青常觉等处方贡献出来，藏医院制药厂（西藏自治区藏药厂前身）也因为拥有了这些药方而成为国内第一家生产七十味珍珠丸、仁青常觉、坐珠达西等珍宝藏药的企业。藏医院制药厂还组织人员编定"坐台"炼丹技术，指导所有藏医药企业、医疗单位的生产及教学。

半个多世纪前，因为制作烦琐、材料珍贵，藏药的产量很小，大多供农奴主、贵族享用。针对藏药产量小的问题，西藏自治区藏药厂甘露藏药以"公司+农户+基地+科技"的模式，建设了药材示范基地，并成功种植出三四个药材品种。在示范基地示范成功的药材，不断地在原产地进行推广。如今，藏药的生产已经由过去的自采、自种、自制、自用的状态，进入了规模化生产。

当前，西藏一共有20多家藏药生产企业，生产的藏成药品种已经达到200多个，年产量在50万公斤以上，产值达到10亿元。七十味珍珠丸、珊瑚七十味丸、仁青常觉、坐珠达西、仁青芒觉、十五味赛尔斗丸、二十五味珊瑚丸、奇正消痛贴等名优产品，已进入国内外市场，进入寻常百姓家。

第三章

叁

一切以平衡为原则

藏医药产生的人文环境十分独特。藏医的哲学思想里面，有一定的藏传佛教的影响。几千年前，由于认知水平的低下，人们给藏医药赋予了更多的宗教色彩。后来，藏医药逐渐形成了完整而独立的医学理论体系，藏医药的特征也得到了科学的认证。

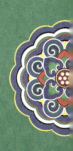

●藏医核心理论"三因学说"●

2009年6月8日，在拉萨大昭寺旁的一座石砌的藏式小楼的院子里，灿烂的阳光下一片宁静。"国医大师"强巴赤列安详而舒适地躺在门口的椅子中。

他的5位徒弟正在烧水、做饭，一边忙碌着，还一边小声说着话。因为长期伏案工作，强巴赤列的双眼已经失明，双腿也失去了行走的能力。几天前，82岁的强巴赤列离开了他生活5年的藏医院住所，再一次搬回这座老宅。这里，是强巴赤列出生的地方。

强巴赤列，这位充满传奇色彩的人物，一生治疗了太多的病人，见识了太多的疾病。20岁起，他就已经是一位小有名气的藏医，跟随他的老师钦热诺布，背着药包为拉萨八廓街一带的穷苦人和乞丐治疗疾病。很多被他医治康复的患者和接受过他资助的人，都把他视为身边的"活菩萨"和再生父母。

强巴赤列以自己超高的医术，针对西藏地区疾病的具体情况，提出了独特的治疗方法。例如，西藏是病毒性肝炎相对高发区，强巴赤列根据"赤巴其性热毒，应按毒论治"的思路，提出肝胆热症本质为"赤巴"热毒，应用牛黄青鹏散、欧百尼阿方清肝热、解赤巴之毒邪。又如，高原红细胞增多症是慢性高原病的一种临床类型，强巴赤列系统总结望诊、触诊、问诊特征，提出饮食、起居、药物、放血等多种具体的疗法。

"赤巴"是藏医学概念"三因"中的一个，其他两个分别为"隆"和"培根"。藏医认为，"隆""赤巴""培根"这三种因素是构成人体的物质基础，同时又是进行生命活动不可缺少的能量和基础。

"三因学说"产生于吐蕃政权初期，是在"万物本源于气"的基础上发展起来的。在原始社会，由于生产力水平低下，人们无法正确理解自然界的变化，从而产生了原始宗教。在藏族地区，就出现了原始的苯教。

《五部遗教》中记载，到了吐蕃时期，藏族同胞们逐渐意识到人的生命与气体的关系，"气为命之本"，由人身推及世界万物的产生。苯教《创世篇》中有"世界之最，始为气"的说法。特别是公元7世纪初，吠陀三元素论传入，为藏医三因论的产生和完善起到了积极作用。

藏族同胞们在长期的生活、生产实践中，创造和积累了很多医疗方法，逐渐认识到人体各器官组织的功能活动和病理变化。认识到导致疾病的内外环境因素，从而在吐蕃时期，通过对原始藏医经验和知识的全面总结，提出了藏医"三因学"。

"隆""赤巴"和"培根"是藏语的音译，它有不同的译法，如有的译为"风、胆、痰"，有的译为"气、火、黏液"，更有将其译为"风、火、水土"的。如果按照意译则易造成混乱，为了不失原意，这里仍然按照音译叫它们"隆""赤巴"和"培根"。

"隆"是推动人体生命机能的动力，与生命活动的各种机能密切相关。它的性质与中医的"气"有些相似，但不完全一样。

"赤巴"具有火热的性质，也是负责人体内脏腑机能活动的一种因素，具有中医"火"的性质。

"培根"具有水和土的性质，与人体内津液、黏液及其他水液的物质和机能保持着密切的关系。

《四部医典》这样描述："病失哲伦隆赤培根三，隆之哲伦粗而又轻便，又冷又细动而呈硬坚；赤巴哲伦油腻锐热炎，轻扬味臭下利潮相连；培根哲伦润滑且凉寒，重纯软固又呈黏糊状。"

在正常情况下，这三者之间保持平衡和协调的状态，因而它是正常的物质，属于生理性的。如果三者中的某一种或几种出于某些原因而出现偏盛或偏衰的情况，原来的平衡和协调就会受到破坏，这时身体就处在病理状态，也就生病了。这种状态下"隆""赤巴"和"培根"就变成病理状态的物质了。要恢复健康，就得设法纠正偏盛或偏衰，重新恢复三者原来的协调状态。

所以，藏医看病，主要就是观察人身体中的"三因"是否处于一种和谐的状态。这和中医认为的"阴阳协调"有异曲同工之妙。只不过，中医讲的是两种物质，而藏医讲的是三种物质。

"三因学"是藏医学的理论基础，不仅能用来解释一切生命活动，而且

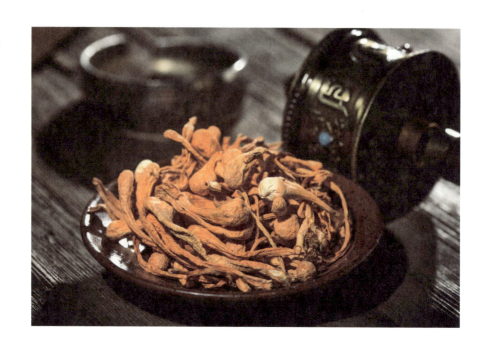

　　密切地指导着藏医的诊断与治疗。藏医们通过望、问、切来了解病人的生理变化，尽管所得的信息模糊，但也足够藏医们确定"三因"关系的变化。这种通过感知而获得的信息，只能依靠长期的经验来加以肯定或者否定。

　　为了更加形象地说明"三因学说"，藏族同胞们用一棵树的根、枝、叶来形象生动地为人们展示了藏医的神秘。可以说，"树喻"是藏医的一大特色，也是世界医学史上独一无二的。

　　关于"树喻"的记载，首次出现在《四部医典》中："生理识病和治疗，三根共分九树干……树枝生成树叶茂，生理共计叶五，病因病理六十三……以树为喻宣医道，堪称精华《根本典》。"

　　一根树干代表健康时期的隆、赤巴和培根，另一根树干代表有病症的时候。两根树干，每根树干各自生出数条树枝，树枝再生树叶，约有百片树叶，每片树叶上都有人物、物品造型，或有病痛卧床，或运动身体。有的枝叶为黄色，代表"培根"；有的为蓝色，代表"隆"；有的为红色，代表"赤巴"。

　　"三因学说"认为，一切疾病都是超出"三因"系统和各系统的部分、功能、性质的结果。从内因来看，"赤巴"紊乱是火性，属热病之因，一切破坏赤巴系统的关系均为热病之因；"培根"紊乱是水性，属寒病之因，一切破坏培根系统关系的都是寒病之因；"隆"紊乱是中性，属于寒热两性，与火接触可帮助火生热，与水接触可帮助水生寒，所以隆为诸病之因，百病之长。

从外因看，疾病主要与饮食、起居、季节有关。如隆症多发于夏季、日暮、黎明；赤巴多发于秋季、中午、半夜；培根多发于春季、初夜、上午。《月王药诊》中记载："隆疾素食长期饮，赤巴热性油类多，培根食油重性生。"可见，长期吃素食，容易得隆疾；长期吃油腻的东西，容易得赤巴；长期吃油腻的东西还重性，那就可能得培根疾。

"隆"为寒热两性，百病之首，治疗方法以平性药物及饮食为主，可服用味甘、酸、咸、性油重的药物。

"赤巴"为热病之因，其性火，应以寒性药物、饮食为主，可服用味甘、苦、涩、性凉祛热的药物。

"培根"为寒病之因，其性寒，应以热性药物、饮食为主，可服用味辛酸、性轻而锐的药物。

藏医学认为，"三因"存在于父精母血之中。因此，精血受孕形成的胚胎中就有"三因"先天存在，与生俱来，个体由于精血中"三因"多寡和母体及自身从外环境中所摄取的"隆""赤巴""培根"的多寡，会呈现不同形态。

出于种种原因，"三因"遗传学最终只局限在"三因"系统的概念中，与机体"三因"混为一谈，显然没有实验的理论基础。但在1000多年前就提出人类遗传的问题，具有一定的历史和学术价值。

直到今天，传统藏医在看病的时候，依然喜欢用"三因学识"来解释生病的原因，这是藏族同胞几千年来文明的结晶，也将继续为藏族同胞们的健康护航。

● 有毒就有药，有药就有毒 ●

拉萨河，藏语称吉曲，意为"快乐河""幸福河"。它发源于念青唐古拉山脉中段北侧的罗布如拉，流经墨竹工卡县、达孜区，经过拉萨市，并在拉萨市南郊汇入雅鲁藏布江。在拉萨河宽谷和河滩上，生长着大片大片的棘豆，其覆盖面积之广阔让人叹为观止。在因为过度放牧而退化的草原上，总能看见它们的身影。它们不但能开出冷艳的花朵，还是牛、羊等动物的头号杀手之一，以至于放牧的藏族同胞根本不敢让自己的牲畜靠近它们。

这样一种让人闻之色变的有毒植物，却是藏医们十分喜爱的一种植物，被用来医治疾病。适合的用量，正确的方法，能够让这种"毒草"清热解毒、生肌愈疮、涩脉止血，外敷还能够治疗疮疖肿痛，尤其适合治疗黄水病、中毒等。

藏医常说，有毒就有药。有时候，毒药用得好就是良药。对药物的崇拜和辩证使用，是藏医药学的一大特点。

据《五部箴言·大臣箴》记载，聂赤赞普在雅奢被众部落推举为吐蕃第一代赞普时，向智者们提出六点疑问，分别是盗贼、嫉恨、敌人、野牦牛、毒、诅咒，并咨询有何应对措施。智者泽拉嘎玛云德向赞普回答道：在吐蕃有盗贼就有惩罚，有嫉恨就有息思，有敌人就有朋友，有野牦牛就有武器，有毒就有药，有诅咒就有降妖术。

其中"有毒就有药"的记载，足够说明当时医学理论已经达到了一定的程度，也说明当时对于疾病已经有了治疗的方法。

常松杰普赤西在《毒药疗法》中记载："本教祖师辛绕依持本教护法曾如是祈祷：'当浊世时期的魔鬼化身，利用咒术和毒药残害众生之时，赋予此药消除这些灾难的功效'，此时圣人的钵盂之中灵现五种珍宝药物，把珍宝药物撒向四面八方，祈祷众生得以健康。"

书中还记载，除了法力所得"吐迥旺日"，也可以利用各种动物，尤其孔雀等的脏器得此药。此外，按照药物的颜色、大小等特点分别讲述了各自的功效。该书对解毒药物"吐迥旺日"的历史、分类及其各自功效方面进行了详细分析，可以证明象雄时期的常松杰普赤西很早就从事医疗事业。

如同西藏所有的文化现象一样，只要来自传统，就一定会被蒙上一层神秘的面纱。藏医药也是如此，2000多年的传承、丰厚的文化底蕴、大量的故事传说，以及独特的治疗手法，都让人惊叹不已。

在西藏东部的昌都贡觉的阿嘎地区，有一个叫"切么仓"的医药世家。这个家族在这一带远近闻名，早年间家业十分兴旺，家族除了医道精湛，历代中还有层出不穷的活佛和地方官员。

这个家族曾出现过一个叫"白玛罗布"的活佛。他原本叫洛桑旦增，2001年4月联合国和平基金会21世纪自然医学大会组织委员会对其卓著的医学成就授予"世界名医奖""国际自然医药大奖"和"自然医学奖"三项荣誉。2004年4月，联合国和平大学第42届国际自然医学大会授予洛桑旦增先生国际医学博士学位。

洛桑旦增之所以走上从医的道路，和他的父亲不无关系。他的父亲，曾给一位头上长了一个几乎和头一样大的瘤子的病人施手术。这位病人，从肉瘤鸡蛋大的时候就开始到处求医，请僧人念经发咒，但都无济于事，一直到肉瘤长到快要和脑袋一样大，他的脖子难以承受，只能躺在床上。

洛桑旦增的父亲先是用水熬煮一种不知名的草叶，接着在药水里放入熊胆、麝香、藏红花这三种药，还有鸽子的羽毛，进行浸泡。三天后，洛桑旦增的父亲带上泡好的药到病人家。首先，洛桑旦增的父亲让病人坐在凳子上，用腰带把他捆绑在房中的柱子上。接着，洛桑旦增的父亲把病人的头发全部剃光，并在用盐水、榆树皮和竹叶熬成的汤清洗他的头部和肉瘤之后用藏白酒清洗消毒。接着，洛桑旦增的父亲将手术刀在白酒点着的火上烧炙过后，浸泡在酒里一段时间，然后拿出来在瘤子的正中间直接切下。

就在刀划开瘤子的刹那，瘤子里冒出类似坏鸡蛋一样的黏稠物，非常臭。但洛桑旦增的父亲就像没闻见一样，依然专心致志地往外不停地挤压，直到将瘤子里的脏东西全部挤完，才从药水中拿起鸽子羽毛，沾着药水擦洗刀口。最后，洛桑旦增的父亲将熊胆粉末敷在创口上。7天以后，患者的创口愈合；一个半月后，患者头皮恢复正常，病人一家自然千恩万谢。

神秘、神奇的藏医藏药，总能给我们带来无尽的遐想，无尽的希望。洛桑旦增对医学能把人从死亡边缘拉回来的神奇力量有了一种强烈的向往，开始真正承袭家传藏医学，并成为一代名医。

洛桑旦增26岁时开始接触"痛风"这种疑难病。这种病属于"西医治不好，藏医也难治"的疾病。据说，那段时间，他总是梦见80多个军人围着他，其中有一个领导模样的人更是一脸痛苦地指着自己红肿的脚。没过多久，洛桑旦增27岁时，一位军人找到了他，希望能够治疗痛风病。洛桑旦增立刻查看父亲留下的家传秘方，找到治痛风的配方。让人惊讶的是，那上面注明洛桑旦增会在27岁那年用上了这个配方。这个说法有些传奇色彩，但从侧面反映了洛桑旦增的医疗水平。

这位声名在外的藏医，在用家传秘方为病人治疗时，总先在自己或是家人身上验证方子的合理性，然后再用到病人身上。洛桑旦增认为，方子是祖上传下来的，虽然没问题，但只有通过自身的检验，用起来心里才更踏实。而他的父亲，就是因为为病人治病亲自配药试药而去世的。

1985年，当时拉萨的一个人突发哮喘被送到洛桑旦增处请求治疗。洛桑旦增接诊后，根据病人的特征用以毒攻毒的原则治疗。但是他对其中一味含毒药物的剂量掌握不明，便按照惯例自己先吃一剂。没过多久，毒性发作，洛桑旦增感到头晕、恶心，接着口吐白沫，昏了过去。幸好被当时一位前来看病的熟人发现，赶紧送他就医。经过肥皂水灌肠，洛桑旦增从死亡线上被抢救了回来。

经过这次试药，洛桑旦增为那位哮喘病人减少了那味药的分量。在连续服完三副药后，这位病人的哮喘病得到了根治。

据洛桑旦增的家人介绍，这样的"中毒"事件发生过3次，每次洛桑旦增都在阎王爷门口走一遭才回来。

"是药总是三分毒"，藏医认为有毒就有药，有药就有毒。

世代生活在雪域高原的藏族人民，在与自然和疾病的斗争中，逐步了解到一些野果、野菜、动物、矿物等可以解除人体的病痛，只要身体出了问题，那么自然界中就一定存在解决问题的东西。

没有到过青藏高原，不会真正体会"天路"的意境；没有深入地了解藏医药，自然也无法真正理解藏医药的神奇和伟大。那些带着传奇色彩的藏医治人的故事，无不暗含着藏医药中的精髓，时刻在告诉人们：有毒就有药，有药就有毒。

● 关于生命诞生的独特解说 ●

首都博物馆，一位孕妇站在一幅西藏藏医药独有的"人体胚胎发育图"前，饶有兴致地看着上面的图片。这幅图详细展示了从两情相悦，到爱情的

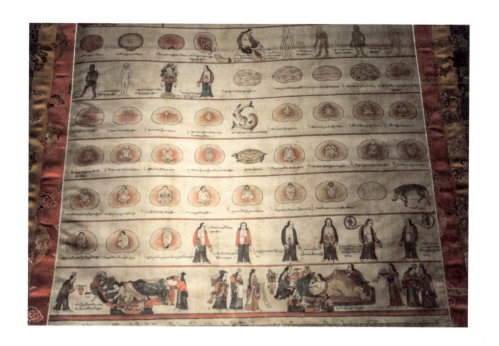

结晶——胎儿在母体中每一时期的发育特征，甚至包括生产的过程以及家人和邻居对新生命到来的美好接纳和祝福。这些具体、翔实而直观的描绘，表现了藏族在医学上独到而科学的见解和对生命所持的尊重态度。

这是在2006年10月的首都博物馆，由拉萨·中国西藏文化保护与发展协会举办的《西藏文化展》中有关藏医藏药的部分展览。

早在1200多年前，藏医就有了对胚胎学的认识，而且非常完备，这在古代各个民族的医学中也是首屈一指的。

藏医认为，父亲的精与母亲的血结合而形成胎儿，孕育健康胚胎的关键就是优质的父精母血。就好像土壤孕育植物，只有肥沃的土地才能长出茂盛的植物。所以，一个人的健康状况和胚胎发育时期的情况关系很大。

在拉萨，如果一对夫妻想要生育孩子，资深的藏医会建议他们在月经来潮后的12天左右同房，过早过晚都不易受孕。月经来潮后的12天中，如果想生男孩子，就在第一、三、五、七、九日同房；如果想要女孩子，就要在第二、四、六、八日同房。过了12天，就不容易受孕了。

有了父母健康的精血，在最佳的时间同房后，胚胎就开始孕育了。在发育过程中，父亲的精华为孩子提供骨髓和脑髓，母亲的精华为孩子提供血肉和脏腑。

藏医认为,世间万物产生的根源为土、水、火、风、空,在胎儿成长的过程中:"土元"生成胎儿的骨骼和肌肉等坚硬组织,特别是生成了鼻子,产生了嗅觉;"水元"生成胎儿的血和黄水,尤其是生成舌头,产生了味觉;"火元"生成胎儿的温度,使胎儿的皮肤具有光泽,尤其是生成眼睛,从而产生了视觉;"风元"生成胎儿的呼吸功能,尤其是生成皮肤,从而产生了触觉;"空元"生成胎儿的生命和七精华通行的孔窍,尤其是生成耳朵,由此产生听觉。在各种内因和外因的共同作用下,胎儿才能健康地生长发育。

与中医认为的"十月怀胎"不同,藏医的认识更加细致,它以周为单位来计算胎儿的发育过程。藏医认为,胎儿从形成到发育成熟需要38周的时间,依次经历早期、鱼期、龟期、猪期和分娩期五个发育过程。

早期:怀孕后第1周到第4周,在这个阶段,父精和母血相融合,并凝结为奶酪,有的是圆形,有的呈椭圆形,并开始分化出男女的不同性别。

鱼期:怀孕后第5周到第9周,《四部医典》中有:"胚胎发育中的鱼期时,胚胎形成长条形,因此称为鱼期。"在这个阶段,胎儿头部开始形成,躯体上部和下部也已经形成,胎儿基本轮廓形成。

龟期:怀孕后第10周到第17周,《四部医典》中有:"胎儿长出四肢,并分出头部,形状似龟,因此称为龟期。"胎儿的五官、五脏、六腑、上臂、大腿、手指和脚趾等形成。

猪期:怀孕后第18周到第35周,《四部医典》中有:"胎儿从龟期进一步发育,除了有四肢、头部,还逐渐凸起所有器官,并能从母体中吸收混食,因此称为猪期。"在这个阶段,胎儿全身器官全部发育成熟,开始有了呼吸,有了舒服和疼痛的感觉,并和母体相互影响。

分娩期:怀孕后第36周到第38周,胎儿开始不喜欢子宫,想脱离母体的欲望很强烈,头开始倒转,准备出生。

在快要分娩的时候,孕妇的种种征象会预示是生男孩还是女孩或者是中性。

生男孩的征象:孕妇的肚子从右侧凸起,身体感觉轻巧,右边乳房先滴出乳汁,并且在梦中经常会梦见男孩,这样的征象预示着会生男孩。

生女孩的征象：孕妇的肚子从左侧凸起，身体感觉笨重，左边乳房先滴出乳汁，并且在梦中会经常梦见女孩，还比较喜欢穿衣打扮、唱歌跳舞，这样的征象预示着会生女孩。

生中性孩子的征象：孕妇的小腹从中部凸起，身体时而笨重时而轻巧，左右两乳同时滴出乳汁，做梦男孩女孩都会梦见，这种征象说明会生中性的孩子。

生双胞胎的征象：孕妇的小腹两侧高高突起，而中间是凹陷的，这种征象说明将要生双胞胎。如果双胞胎都是女孩，就会出现前面所有生女孩的征象；如果双胞胎都是男孩，就会出现前面所说的生男孩的征象。如果双胞胎是一男一女，就会出现前面所说的生男和生女的混合征象。

在这38周的时间里，胎儿之所以能发育成熟，全靠母亲的营养物通过脐带供养胎儿。《四部医典》中写道："用比喻来说，母亲、脐带与胎儿的关系就如水塘、水渠与庄稼的关系。母亲好比水塘，脐带好比水渠，胎儿好比庄稼，水塘的水通过水渠，滋润着庄稼，使之发育成长。"这个1000多年前的比喻，今天看来依然十分恰当。

藏医认为，在喂乳前可以先让婴儿喝一些用麝香水调和的蜂蜜黄连（这个不是特别科学），并可以用广木香酥油制剂涂擦肚脐（这个很科学）。藏医认为，母乳是婴儿最好的食物，如果母亲母乳不足，也可以用牛奶或者羊奶代替。

根据史书记载，对人体解剖知识的认识，藏医药学比西医要早800多年。藏医们更是在达尔文之前就已经提出了生物进化论。只是这个观点一直局限在藏族地区，外界很少有机会接触。所以，在人们的眼中，藏医药就好像西藏这块远离凡俗的净土一样，也充满了神秘感。近年来，随着"天路"的修通，以及互联网技术的发展，藏医药这个远古的瑰宝，才渐渐退去神秘的外衣，走入大众的视野。

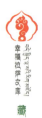

● 五谷杂粮皆治病 ●

藏医药将疾病预防和治疗方法归为四大法，即"食、行、药、外治"。藏医饮食疗法，是藏医四种基本疗法之一，是藏医比较重视的一种疗法。

《四部医典·论述本集》第十六章"饮食知情"中这样论述："治病调养身体有良方，欲学活命饮食点为纲。食物饮料善用保性命，低剩病变时常把命伤。"说明饮食是否得当，直接影响人的健康与寿命。

饮食疗法，简称食疗，即利用食物来影响机体各方面的功能，从而使其治愈疾病或获得健康。近代医家张锡纯在《医学衷中参西录》这样说道："食物病人服之，不但疗病，并可充饥；不但充饥，更可适口，用之对症，病自渐愈，即不对症，亦无他患。"

强巴赤列是现代藏医学的集大成者，他不仅继承了前辈们的诊疗经验，还将其发扬光大，形成了自己的一套保健思路。强巴赤列根据藏医最重要的著作《四部医典》所述，将藏医的治疗方法分为饮食、起居、药物、外治四种类型，指出饮食是最好的疗法，只有当饮食疗法失效之后，才去寻找其他疗法，比如药物疗法、放血疗法。

这个观点和中医大师孙思邈的观点有异曲同工之妙。孙思邈的《千金要方》卷二十六专论食治，他主张"为医者，当晓病源，知其所犯，以食治治之，食疗不愈，然后命药"，体现了"药治不如食治"的原则。

藏医认为，根据隆性、赤巴性、培根性、混合性等不同体质，以及年龄、季节、区域等差异，饮食疗法也要随之改变，有不同的疗法。藏医经典《四部医典》记载："善于享用饮食，则有健身益寿之功；随意乱食太过，不及或相反，则必发生疾病而危及生命。"

藏医将食物分为五类：谷物、油脂、肉类、蔬菜、液态。

第一类谷物：包括大米、小米、稻米、青稞、荞麦、黄豆等。谷物类味属甜味，易于消化，可增加精液，能去除"隆性"疾病，但吃多了容易产生"培根"疾病，使体内黏液增多，其中，大米会使"三大因素"减少，能够治疗身体活动松弛或恶心；小米有助于骨折或粉碎骨伤的恢复，但身体其他

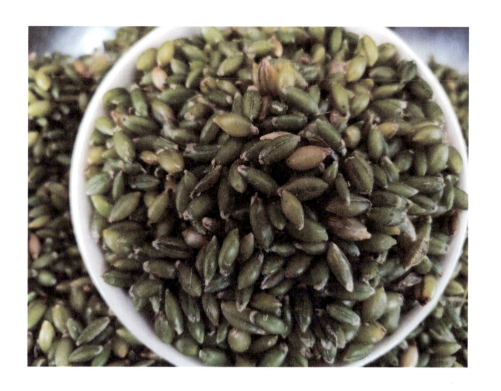

部分疼痛时不能吃小米，因为小米会加重疼痛；对于糖尿病人来说，青稞是最好的食物；豆类能够治疗腹泻，还能生血，能治疗"赤巴"类疾病，但吃多了会引起便秘或者发热。

第二类油脂：包括杏仁油、骨髓油、脂肪油、菜籽油。油脂类味属甜、重而凉，能够接触肌肉和神经痉挛，帮助消化，治疗"隆"性疾病，尤其是儿童老年人及体弱者，效果更好。脾胃虚寒、食欲不振、腹泻、痛风、风湿、类风湿等疾病都有一定的疗效。油脂类食物的性质属凉、重，其味甘，对身体具有滋补作用，对于体弱的老年人、妇女更有好处，可以多服。酥油是藏族百姓日常不可缺少的食物，藏医认为它性凉，使人气色好、精力充沛，但年久的酥油会使人健忘、体力衰减，所以不能食用。

使用油脂治疗的方法灵活多样，可以外涂、内服、口含，也可以将酥油、骨髓、脂肪，以及芝麻、白芥子、菜籽等植物油制成泻剂用来灌肠，或者制成油锭纳入肛门；还可以直接滴耳、滴鼻，或者用纱布包裹热敷眉心、额头、脑部、鼻梁，治疗耳病、眼病、鼻腔疾病和头疼等。

第三类肉类：包含高原及干燥地区的动物肉，性质为凉、轻和粗，能治

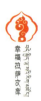

疗"隆""培根"疾病，增强营养。肉类是藏族人民常吃的食物，所以对肉食的分类很细，共分8类，如穴居、水居、家畜等。藏医认为高原地区所产的肉类味甘、性凉、轻而粗，而平原所产动物的肉则性温而重。一般性凉、轻粗的肉类用于治疗"培根"发热病，而性温、重的肉类用于治疗胃痛、背痛，效果较好。值得注意的是，已死动物的肉均有毒性，不能食用。

第四类蔬菜：包括干燥地区的绿叶蔬菜，性质为温而轻，可治疗胃病和风湿病，而生长在潮湿地区的绿叶蔬菜本性则是凉而重的，可以治疗发热性疾病。

蔬菜类食物应区别其生长地区，以定其性质。如生长在干燥地区则性温而轻，生长在潮湿地区则性凉而重。前者用于治疗肾病及风湿病，后者可治疗发热性疾病。

第五类液态：包括奶类、水类、酒类等，可以调节"隆""赤巴"和"培根"三大因素紊乱，使体内热量增加，减少干渴。例如，牛奶性甘，能使人增加活力，面色红润，增强皮肤的光泽度。其中，山羊奶可以治疗呼吸

阻塞、发热及出血，绵羊奶治疗"隆"性疾病效果好；马、驴的乳汁有补肺作用，有利于"隆"病恢复，但喝多了会让人变得迟钝。奶牛的牛奶可用于治疗肺结核、眩晕、咳嗽、口渴、饥饿、尿频等症。

生水（凉水）可以治疗昏厥、瘳病、酒病、头昏、口渴、出血等，但喝太多会引起腹胀、生虫。新鲜开水能生胃火、助消化、治呃逆等，对感冒及瘟病有明显效果。但过夜水就如同毒液，能引起"隆""赤巴""培根"等疾病。

酒类性锐而温，能增加体重、活血、壮胆，可以祛除"隆""培根"疾病，但喝多了会伤肝、伤心脏等。

藏医不仅仅将食物进行了详细的分类，还认为饮食疗法需要根据季节来进行，不同的季节，调理身体的方法是不一样的。

例如，在春季，应该多吃一些苦、辣、涩三味的食品，如陈青稞、干燥地区畜肉、蜂蜜，可用豆类粉面搽涂身体。在夏暑季节，适宜吃轻性、甘性及凉性食物，不宜吃咸、辣、酸等味；到了长夏，高原雨季来临，胃火稍衰，反而要食用甘、酸、咸三味，并适当饮用干燥地区植物所酿的酒。在秋季，食物应以甘、苦、涩味为本。在冬季，胃火炽盛，适宜多吃酸、甘、咸

味食物，芝麻油可涂搽，肉汤及油腻食物也可适当多吃。

总之，藏医认为，饮食应根据季节进行调整，切忌一成不变，更不要食用与季节相反的食物，以免损害健康。各类食物的性和味，《四部医典》里面有很详细的论述。

依据《甘露精要八支秘诀续》所述："食物不适食之如合毒，生奶酪与新酿酒不适，鱼肉又同乳类两不宜，同样乳类不与水果合，鸡蛋之蛋鱼肉两相反……以上种种转毒皆宜忌。"含有毒素的食物，人们可以通过它的味道、颜色来判断。如果把有毒的食物放在火上烧，烟雾盘旋，其烟的颜色如彩虹一样，蓝色偏多，且从火上迸发的火花射溅较远。这样的食物，乌鸦见了惊叫，孔雀见了开屏，狗吃了会立即呕吐。

所以，人类要避免接触这样的食物，更别说食用了。

藏医认为，一切疾病都是内因通过外因诱导才发病的，没有外因则内因不能单独成病。所以，为了保持身体健康，要防止一切引起疾病的外因。饮食不当，就是诸多外因中的一个。饮食过多或不足、相反或乱食，都可能引起疾病的发生。而规律的饮食，正确的享用，再加上药物的合理使用，一定可以预防疾病的发生。

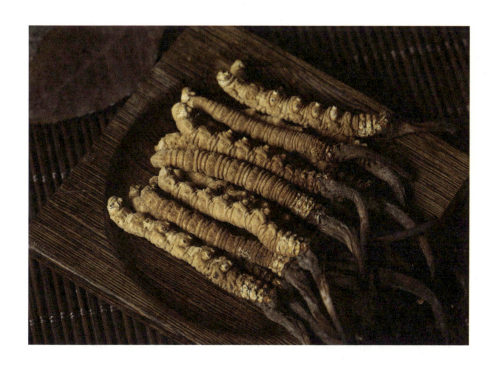

第四章

肆

藏医特殊诊断法

有了正确的诊断，才能对疾病有正确的认识。藏医的诊断方法主要有望、触、问、切，此外，还包括独具特色的脉诊、尿诊、舌诊等。藏医在诊断疾病的过程中，要依据藏医"三因五元"理论和时轮金刚学说，在特定时间使用特定方法对疾病进行分析。

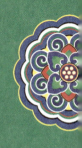

● 尿诊：寒热之界现于尿 ●

每个星期一，都是老藏医向巴格来最忙碌的日子。从上午9点开始，他会在拉萨藏医院待一整天，一直到下午6点半都在接待门诊病人，一天下来，他要接诊100多位病人，甚至连午饭都没有时间吃。对于这位年近七旬的老人而言，这样的工作量真的算是超负荷运转。

通常，向巴格来会在他的专家诊室出诊，大门上方悬挂着"名老藏医药专家向巴格来传承工作室"的铭牌。门外的椅子上总会坐满候诊的病人，尽管大家都在遭受病痛的折磨，却非常安静。

这天，一位从江达赶来的病人呻吟着走了进来，他的家属把一个盛着尿液的长柄白底器皿放在窗前。向巴格来仔细观察并搅拌尿液，然后给病人把脉，和病人交谈。很快，他就得出结论，病人得的是"肠炎"。向巴格来马上开出处方，请病人家属去拿药。

向巴格来认为，尿诊是藏医独特的诊断方法，非常准确，但需要患者提供清晨空腹尿液，之前不能喝酒，喝酒会改变尿液的颜色，影响医生的判断。

在西藏，由于交通不便，或者时间不对，或者农忙，或者病重无法出行等，总有一些人生病了无法亲自去医生那里看病。这个时候，带一杯患者的尿液让医生观察分析，医生通过细致的辨析诊断后，会得出病人究竟得了什么病，并以此开出处方，让家属拿药回家治疗。因此，尿诊历来是藏医必不可少的简便、易行、有效的诊断方式。

在西藏地区，一个有经验的老医生，是能够通过观察病人的尿液而做出精准的判断的，有时候甚至比科学仪器的诊断更加准确，这就是藏医的神奇之处。

1844—1846年，法国的古伯察横穿蒙古高原和青藏高原时，对藏医有过细致的观察。他曾写了一本名著叫《鞑靼西藏旅行记》。在书中，他描述了藏医们如何看待病人的尿。

"藏医生们非常重视观察病人的尿。他们需要病人在日夜间不同时辰收集尿的标本。他们非常仔细地检查尿，非常重视其颜色经过的所有变化。医生们用一根木刮板多次搅拌尿液，然后把尿瓶放到耳朵旁以听其响声。因为他们声称，根据病人的病情，其尿有时是'哑巴'，有时又会'讲话'。一名被认为医学高明和极其精通业务的藏医生应能在不看到病人的情况下，就可以治疗病人并能使他痊愈。查尿就完全可以指导他开药方。"

古伯察在文中介绍的正是藏医的尿诊。古伯察对藏医的尿诊赞不绝口，认为"医生只要看到病人的尿，就知道得了什么病，病人只管在家里等着吃药就行了"。

在藏医所有的诊断方法中，尿诊最具特色。在《世界文明史》这部重要的历史著作中，在论述印度吠陀医学时，也提到了藏医的尿诊："尿液分析法在当时是种受青睐的方法。西藏的医生被认为不用观察病人的其他任何东西，而只需察看病人的尿液就能为病人治病。"

在我们现在已知的各种传统治疗手段中，藏医的尿诊内容以及观察的细致程度远远超过其他医疗体系。这些关于藏医学的细节，在西方的此类大部头著作中相当罕见。

中医的诊断疗法，望、闻、问、切，早已为我们所熟知和体验。其实，除了问诊、脉诊、色诊和望诊，藏医和中医大同小异，只是藏医的尿诊显得非常独特。

藏医认为，食物经过胃磨碎后，分为清浊两部分。其中，浊的部分进入肠道，分解为稠、稀两种，而稀的那种进入膀胱，变成尿。与现代医学进行尿液化验收集方法不同，藏医对尿液的收集有非常严格的要求。想要得到最精准反映患者身体状况的尿液，患者在验尿前一天晚上禁止饮茶、饮酒，可以饮水；同时，患者需要保持心情平静，不要过于劳累，睡眠要足够。然后，患者需要在晨曦初露之时收集标本，"前半夜的尿不用留，一定要留下半夜第一次的尿液"。盛尿的容器必须是白色的瓷碗或者白色的铁器。

在西藏交通不便利的边远地区，患者家属常常把患者尿液盛入牛角内封口，从百里外送去让医生诊断，医生通过送尿人对患者的病情介绍和尿检结果来制订治疗方案。

在尿诊中，医生的经验非常重要，藏医一般会使用"三时九诊"辨尿诊病法。"三时"就是观察尿液在冷却过程中的三个阶段，按照尿液冷却的不同时间分为热尿期、温尿期、凉尿期。

"九诊"为每一时期所具体观察的内容，即第一阶段"热尿期"为察尿色、辨蒸汽、嗅气味、看气泡；第二个阶段"温尿期"观察沉淀物及浮沫；第三阶段"凉尿期"观察尿液的变化时间与变化情形，以及变化后的色泽。

翻开史料，我们会发现，藏医学中的种种神奇早已被见证者们给予了无比的赞叹，而藏医学中神奇的尿诊，更是让人赞叹不已。也正因为如此，在《世界文明史》这部著名的历史著作中，对藏医尿诊给予了很高的赞赏，并认为这是人类最早的尿液分析方法之一，并得出"西藏的医生不用观察患者的其他任何部位，只需察看病人的尿液便能知晓寒热病症"的惊叹结论。

藏医尿诊系统记载于《四部医典》，距今已有1300多年的历史。在这部公元8世纪问世的藏医药巨著的第四部后续经中，首篇就有对尿诊的详细记载："如视明镜尿诊选择之……"可见，如能把握尿诊的方法，看病就如看明镜，一目了然。

尽管现代的尿检技术已经成为各个医院最常规的检验手段之一，但是传统的尿检依然是藏医临床最具特色、最为简便、最为有效的诊断手段。

2008年，藏医学尿诊被列入第一批国家级非物质文化遗产扩展项目名录。

● 脉诊：生死之别明于脉 ●

在拉萨市红旗中路，只要问一问当地人"神医住哪"，马上就会有人热情地带着你来到一间独门独院的二层小楼前。这座小楼隐匿于胡同里一排藏式建筑中，不了解的人还真不容易找到。

人们口中的"神医"，就是洛桑旦增。

洛桑旦增是藏医世家"切么仓"第九代传人，看病以"脉诊"为主。通过把脉，不用患者开口，他就能清楚地了解患者的病情。他那神奇的三个手指被西藏地区患者誉为Ｘ光、Ｂ超和ＣＴ机。老先生从5岁就开始学习诊脉，有40多年的功底。

洛桑旦增的祖父罗布是西藏著名的藏医，父亲扎西顿珠也是西藏的一代名医。祖父和父亲传授给了他大量的藏医知识，以至于这位从未上过医学院的民间藏医对藏医学所涉及的脉诊、尿诊、药剂、针灸等等知识都有很高的造诣。

南京东航国旅的刘建凌，血压曾达到177/120，洛桑旦增给他搭脉几秒钟，就说出了准确的数字。在吃了3个月洛桑配的藏药之后，刘建凌的高血压就基本得到控制。

更神奇的是，洛桑旦增医生曾为一位女士把脉后，说她腰不太好，并清晰指出她腰不好是第四、第五腰椎有椎间盘突出。这位女士十分惊讶，因为她刚刚拍了CT，确实如此。

洛桑旦增认为自己把脉能达到80%的准确率，这是40年脉诊练就的"经脉感应"。他的"神指"还能将糖尿病、前列腺炎、痔疮、胃溃疡、酒精肝等疾病一一检测出来。

洛桑旦增说，他的脉诊技术其实是被逼出来的。因为西藏地区的牧民们看病很困难，医生不可能带着各种医疗器械，只能通过传统脉诊来诊断病人的疾病。洛桑旦增是西藏最后一个九代传承的民间藏医，这样的民间藏医在青藏高原已经很稀少，很难找到了。

脉诊在藏医诊断中具有十分重要的地位，与中医的切脉有很多相似之处，但又不完全一样。藏医在切脉的准备事项、时间、位置、手法轻重上，在脉象、脉诊与脏腑的关系上，在脉与五行及季节的关系等方面，都有独到之处。

《四部医典》认为，把脉的最佳时间是"太阳已经升起但其状光若未落在山顶上"。也就是人尚未开始下床活动之时，因为这个时候人的情绪最稳定。在脉诊前一天晚上，患者一定要保持平静安稳，饮食清淡，不要喝酒等。

与中医把脉选择动脉不同，藏医取的是病人每只手的桡动脉，也就是病人手腕上比动脉方位略微高点的地方来把脉。藏医认为，在桡动脉处摸脉，能揭示空心器官和实心器官的状况，就像精明的商人在市场上看到商品就能分辨出商品的产地和厂家一样。桡动脉位于中间位置，切脉时则能"像夏日里在辽阔的田野高声叫喊"，容易清晰听到。

藏医认为，把脉最好别选择与重要器官相关的动脉切脉，因为"这像是在瀑布附近和人交谈"一样，根本无法听清疾病的声音；也最好别选择肢体其他的动脉切脉，因为"这像由远方商人带来的信息"一样，疾病的状况可能会被歪曲。

藏医认为，脉象与季节有很大关系，是根据人体与自然界生物生长规律互相配合及和谐共生的现象。如果以四季作为比喻，在寂静无声的脉象中存在着一幅美妙的图景。

春季，大地回春，生命复苏，与五脏中的肝脏相应，也与胆腑相应，因此脉象是紧。夏季，雨水充沛，万物整茂，与五脏中的心脏相应，与六腑中的小肠相应，因此其脉象旺盛壮粗。秋季，万物成熟，果实累累，与五脏中的肺脏和六腑中的大肠相应，其脉跳动短促而粗。冬季，寒风凛冽，大地冻结，与五脏中的肾脏相联系，也与膀胱相联系，脉象是跳动迟缓而柔和。

更为玄奥的是，《四部医典》记载了7种奇特的脉象：宾客脉、家族脉、敌脉、朋友脉、鬼神脉、反脉、妊娠脉。通过检查家庭中最年长成员的脉象，可以确定这个家庭的命运；如果想确定宾客身体的动向，可以检查家庭中与他最亲密或他最喜欢的成员的脉象。

藏医脉诊博大精深，历史上有一个流传久远的故事，再一次显示出藏医脉诊的神奇。

赞普赤松德赞重金礼聘了9位御医，为了考验他们的医术，赞普赤松德赞假装有病躲在宫中。他传下一道奇特的御旨，说："你们都是名医，直接切脉不算稀奇，现在你们要通过拴在我手上的引线来诊脉。"

往下发生的情节则富有戏剧性，充分表现出了藏族人的幽默和智慧。

赞普赤松德赞令人将引绳拴在猫爪上，然后把绳子递给站在宫门外的9名御医。御医们逐一按要求摸了会儿引绳，都在心里嘀咕道：是赞普病情危急行将去世？还是我们自己的医术失灵？不管怎样，藏医们只得实话实说。摸到的脉象，轻按则迟缓，实按似坚冰，很像一种动物——猫的脉象。

之后，赞普赤松德赞又令人将绳子拴在公鸡的爪子上，请御医们再行切脉。御医们摸了一会儿后，互相商量说：脉象轻按则颤抖，实按则尖锐，倒很像是一种家禽——鸡的脉搏。

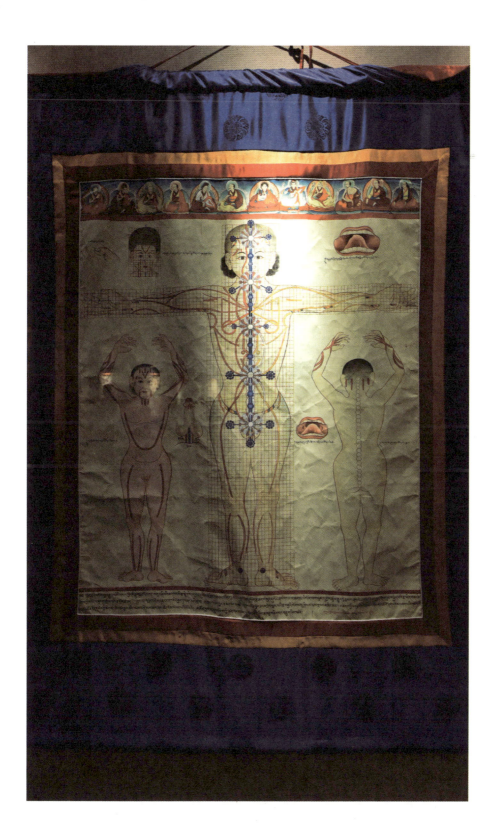

第三次，赞普赤松德赞命人将绳子拴在石磨盘之上。而御医们摸过此脉之后又说：脉象轻按则深沉，实按则极坚，好像石头一般。

通过这几次考验，御医们毫无差错，位高权重的赤松德赞也被御医们高深的脉诊术折服，当场写下了赞美的诗句。

据记载，赞普松赞干布统一西藏高原后，中医脉学传入后，藏医脉诊得到进一步发展。在充分吸收后，藏医根据经验改造了汉族中医和印度呔陀医学的脉学。

藏医认为，"病与医师的讯使为脉络"，也就是医生可以通过脉象看出病人的身体状况。《藏医基础·诊断》中这样说："对藏医来说，器官功能似乎比它们相应的解剖知识更加重要，由于用这种方法（脉诊）可以获得有关器官的功能的信息，因此脉诊被认为是最重要的诊断方法。换句话说，器官的功能在脉搏的位置可以触及，而且对藏医来说是明显的，所以，是提供了明确的指证。"

可见，对于藏医来说，人体中的许多血管，那些能跳动的脉管，就如同医生与病人之间的信使，能让医生准确找到病人生病的原因，为那些生活在地球上最极端环境中的人们保驾护航。

如今，洛桑旦增这门绝技也面临着失传的可能，他的儿子认为脉诊博大精深，担心自己掌握不了。按照老藏医的习惯，家传秘方只传家人，如果没有传承者，就会随着藏医的圆寂而失传。

● 舌诊：专以舌色视病 ●

2016年7月8日，"门孜康"成立100周年之际，西藏自治区藏医院通过举办"首届藏医诊断技能比赛"来庆祝这个特殊的"生日"。

这次比赛围绕藏医理论中最基本的"尿诊""舌诊"和"脉诊"三个方面进行。比赛规则为，通过抽签决定比赛顺序；比赛内容为理论和实践两部分；比赛程序为，每位医生用10分钟的时间来回答三道理论题，然后观察患者的舌头、验患者的尿液、为患者诊脉，得出最终的诊断结果。

医院还请来10多名老藏医专家作为裁判。年轻医生在面对老专家的提问时，刚开始都表现出了一些紧张。理论部分比赛结束后，接着是实际的诊断。每一位参赛医生都非常认真地观察病人送来的尿液，检查病人的舌头，集中精力为病人把脉，然后根据自己的观察告诉老专家们自己的诊断结果。看到后辈们的表现，老专家们时而点头微笑，时而低声讨论。

"希望通过这样一个活动，让更多的人了解藏医学中的舌诊、脉诊还有尿诊。"自治区藏医院内科专家强巴卓嘎说，"同时，可以为年轻医生提供一个交流的平台，让他们借这次机会提高临床实践操作技能。"

关于藏医的诊断方法，据记载有38种，更为详尽的诊断方法则分为1200多种。这些方法都离不开望、触、问三个诊断方面。而舌诊，就属于望诊之一。

藏医经典著作《四部医典》中就有汉医舌诊、脉诊的内容，充分说明藏医学与汉医学有非常密切的关系。公元641年，文成公主入藏和亲，带去了很多医生和医学著作。后来，金城公主入藏，再一次带去了大量的医药人员和书籍，中医舌诊学开始在西藏得到传播。

《四部医典》这样定义舌诊，即医生通过直接观察患者舌头的异常表现来诊断患者的内脏疾病，以及了解隆、赤巴、培根和七大物质在人体内变化情况的一种重要法门。《四部医典·识病要点》中道："望舌隆症红干粗、赤巴灰黄厚苔迹、培根舌白苔微薄、舌面无津软湿膜。"藏医的这些叙述和中医有异曲同工之妙。藏医的舌诊虽然源于中医，但在实践过程中融于藏医学的具体操作中，成为别具一格的诊断方法。

藏医舌诊时，一定要在自然光下进行检查，检查之前也要求患者避免食用可能改变舌头颜色的刺激性食物或药物，伸舌不能用力要自然伸出。

舌头可分为舌尖、舌边、舌的纵形、舌的前1/3、中1/3、底1/3。藏医认为，舌尖对应心肺部位，舌的两边对应肝胆部位，舌的纵形对应脾胃部位，舌根和舌底对应肾脏部位。观察内容包括舌质、舌的颜色、舌形、舌苔，以及舌的活动。

藏医认为，健康人的舌头应该是质软、活动自如、颜色淡红，舌苔白、少量、均匀，湿度均匀，滑。而不健康人的舌头：隆病舌苔红而干涩，赤巴病的舌苔淡黄而厚腻，培根病的舌苔色白而偏薄，舌面无光泽而软湿。

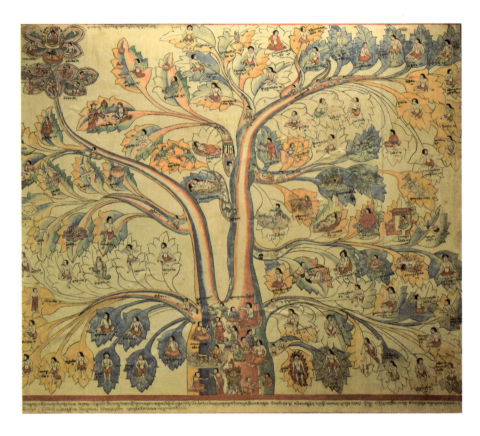

　　舌苔干绝是隆病（气不足），舌尖搓拢而干枯黄，不仅表示病人气不足，而且可能正在发高烧。隆病和发烧时，舌苔均现干而黑，舌苔红而干涩是单纯的隆病。热散的舌苔厚腻而舌面无光泽。舌根右边出现两痘症是心脏病的症状。舌苔青色而带有裂痕是培根木布、肝病的症状。舌尖黑为心脏热度过高症，舌苔泛白者有心脏不适感，舌苔纵裂而似发酵者为重度心脏病的症状。

　　世界上最早的大型成套医药彩色挂图，是我国藏医彩色挂图"唐卡"，原图全套共79幅，是五世达赖喇嘛的摄政王桑结嘉措根据《四部医典·蓝琉璃》的内容绘成的。

　　在这套彩色挂图中，有三幅彩色舌诊图，一为"隆"病舌——色红干燥而粗糙；一为"赤巴"病舌——色淡黄厚腻；一为"培根"病舌——色淡白湿润。这三个舌苔图像，画面很小，且年代久远，我们只能看到舌面的苔色，根本无法判断它的质地。

它和元代《敖氏伤寒金镜录》的彩色舌图比较起来，虽然晚了2个多世纪，但《金镜录》的彩图已经丢失，因此这套"唐卡"就成了我国现存最早的彩色舌诊图文献，非常珍贵。

《四部医典·总则本集》的前三幅教学挂图，是三棵生命树的"唐卡"。第一棵生命树被称为"身体的正常状态和病因状态之树"，第二棵生命树叫"藏医的诊断方法之树"，第三棵树叫"疾病的治疗方法之树"。

其中，第二棵生命树，"藏医的诊断方法之树"有三枝树枝。第一枝就是"望诊之杆"，表现的是藏医望诊中两大途径：舌诊和尿诊。舌诊和尿诊树枝上各有3片叶子，详细介绍其检查内容。

第二枝是"触诊之杆"，也就是我们常说的脉诊。藏医的脉诊很传神，有很多经典的案例，例如可以根据亲属的脉相诊断患者的病症，通过患者的脉相可以断定患者确切的死亡时间以及断定腹中胎儿的性别等。

第三枝是"问诊之杆"，问诊就是医生询问患者的病因、病源、患病部位、病症等特征，凭借交流与问答的方式进行诊断的方法。

从上可知，舌诊在藏医诊断中占有一定的位置。舌诊，是最全面、最简单、最适合藏医了解病人身体的方法。藏族地域宽广，藏医大多都在寺庙中，藏族同胞看病非常不方便。因此，舌诊和脉诊一直是藏医使用最多的诊断方法。

藏医舌诊虽然来源于中医，但又有别于中医。作为中国医学宝库中的一颗璀璨明珠，藏医一直是生活在雪域高原的藏族人民的守护神。世代藏医在与自然和疾病的斗争中，用藏族人特有的智慧，积累了治疗各种疾病的经验，形成了独具特色的医学体系。舌诊，也在如此发展着，直到今天，依然是藏医们看病的主要方法之一。

第五章

伍

斩断非时死索之利剑

藏医在治疗方法上，分为内治和外治。内治以内服药为主，辅以营养。在服用营养药品时，必须根据病情轻重、病的性质，选择相应的滋补药品或食物，其目的是补虚除弱，扶正祛邪。在外治方面，有放血疗法、按摩、擦身、火灸、艾灸、拔罐、敷（热与冷敷）罨、药熏、穿刺、药水浴等多种方法。

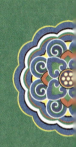

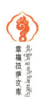
● 那些不常见的藏医外治疗法 ●

藏医有着悠久的历史、完整的体系、独特的治疗方法。藏医们以藏医药辨证施治为医疗准绳，以藏医药配合推拿、按摩、发汗、藏灸、热冷敷、放血、火罐等外治方法进行综合治疗。

当药物治疗疗效不明显，一些特定疾病必须进行外治法以及需要内外合并治疗时，要采用外治方法。外治疗法指的是借助金属的热力、火灸、静脉点放血，以及全身浸泡或者局部浸泡，或者擦药、敷药等治疗方法，由外到内、内病外治，从而达到强身健体、调理机能、平衡寒热、养生保健、预防疾病的治疗效果与目的。

历代藏医的外治理论，主要依据《四部医典》的外治篇。其实，早在《四部医典》成书以前，就已经有藏医使用外治法来治疗疾病。在《四部医典》中，对外治法的定义是：从体外解除病痛的方法，就是外治法。

外治法分放血法、火灸法、热敷法、药浴法和涂抹法五种。具体来说，又分为藏医放血疗法、金针疗法、银针疗法、艾灸疗法、金烙疗法、铜烙疗法、铁烙疗法、敷浴疗法、油脂涂擦、熏蒸疗法、霍尔美疗法、特日玛、涂擦、缚敷疗法、藏医格宁疗法、角罐、铜罐、温灸等100多种外治疗法。

藏医外治法分缓治法和峻治法两种。缓治法为施术时无感觉和疼痛的一种疗法，比如药浴法和涂抹法；峻治法是施术时较为疼痛的一种疗法，比如火灸、放血疗法、金针疗法、银针疗法。

由于在下面的章节中我们会详细介绍放血疗法、火灸疗法、金针疗法和藏浴，这里就不多说了。我们来看一看其他一些不常见却又很神奇的藏医外治疗法。

第一种，油脂疗法。适宜年老体弱、消瘦乏力、失血过多、水中作业过久、精液耗损、隆盛及隆病引起的白内障等。

油脂疗法的方法灵活多样，可以外涂、口含、内服，也可以将融酥油、骨髓、脂肪，及芝麻、白芥子、菜籽等植物油制成轻导泻剂灌肠或制成油锭纳入肛门，以治疗泻下、腹中疾病；还可以滴耳、滴鼻，或者用纱布包裹热

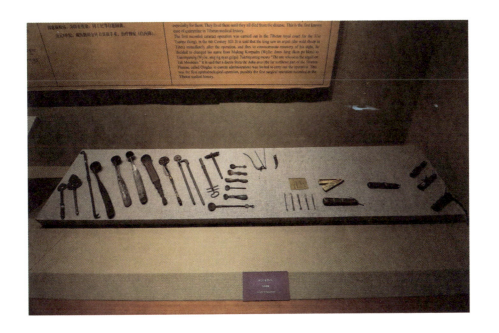

敷眉心、额头、脑部、鼻梁，治疗耳病、眼病、鼻腔疾病和头疼等。

　　有10种人适宜油治法：老人、瘦人、体弱的人、思虑过度的人、营养不良的人、出血者、饮食缺油的人、精亏者、隆病患者、视力减退者等。

　　这10种人不适宜油治法：胃寒者、消化不良者、腹泻者、痛风患者、关节炎患者、中毒者、食欲不振者、培根病患者、呕吐者、口渴者等。

　　第二种，艾灸疗法。适宜艾灸法的病有"隆、培根"型寒病、消化不良、水肿、脓肿、癫痫、精神病、半身不遂等。

　　和中医一样，艾灸疗法也是藏医中最常用的外治法之一，就是将艾绒做成大小不一的艾炷，再根据不同的病症，直接或间接地置于人体的穴位上施灸。藏医理论中的"隆""培根"所转化的一切寒性疾病均适合艾灸治疗。

　　第三种，热敷疗法。即将藏药直接加热后敷到体表或是疼痛处，借助药物的功效、温度等物理作用来治病的一种外治法。

　　热敷法对"隆、培根"型病、消化不良、急慢性疼痛及皮肤出痘有效，其中，"霍尔美"敷法使用较广。主治风湿与类风湿性疾病、心脑血管疾病后遗症、肢体运动障碍、皮肤病、外伤性肿胀、剧痛、鼻血不止，以及痛风等引起的刺痛，腰腿、四肢肌肉痛等寒性顽疾。

第四种，催泻法。即通过服用具有下泻功能的方剂将脏腑病邪排出体外，从而使胃肠功能强盛，加强造血功能，达到治病的一种藏医外治方法。

催泻法适合瘟病成熟、六腑的热性疾病、皮瘤肿块、浮肿、水肿、黄水病、麻风、痛风、风湿类关节炎、虫病等。

催泻法分为长服法和短服法，具体可参见《四部医典》。

第五种，滴鼻疗法。即将药汁滴入鼻腔，使药力通过鼻黏膜吸收，进而渗入耳、目、头脑等处，泻出病邪，以达到开窍、治病目的的一种藏医外治方法。一般头部及锁骨以上的各种疾病都可以使用滴鼻疗法。

滴鼻疗法分为平息法和清泻法两种。其中，平息法是用如红花、酥油与少许冰糖调汁滴鼻，可治疗头部风、血交杂病症、阵发性头疼，用余甘子、甘草、融酥油和白糖调汁滴鼻，可治疗耳病、腮部疾病、脑病。

清泻法的药方有两种，一种为峻泻剂，一种为缓泻剂。

藏医外治疗法有100多种，每一种都是经过无数藏医历代相传到今天的，每一代传承人都在上一代技艺的基础上，不断探索和完善，最终形成了今天庞大的藏医外治治疗方法体系。

● 从未退出历史的"柳叶刀" ●

柳叶刀，原指在中国使用的中国武术刀的一种，因刀的形状类似柳叶，故得名柳叶刀，现大多用来称呼"手术刀"。

只要做手术，大概都离不了"柳叶刀"，这是一把起死回生的神奇之刀，无影灯下曾挽回过很多人的生命。对于藏医们来说，他们也有自己的一套独特而神奇的"柳叶刀"。

中国藏医药文化博物馆，是世界上唯一一座有关藏医药文化的专业博物馆，馆内两万余件文物集中展示了藏族医药事业的艺术文化、医药技术等各方面内容。

博物馆共有七个展厅，位于二层的"曼唐"器械展馆最为精彩。这个馆内展示的180多件外科手术器械，几千年前就已被藏医开始使用，在世界医学史上也是绝无仅有的。这些制作于400多年的器械，不仅治愈过藏族活佛

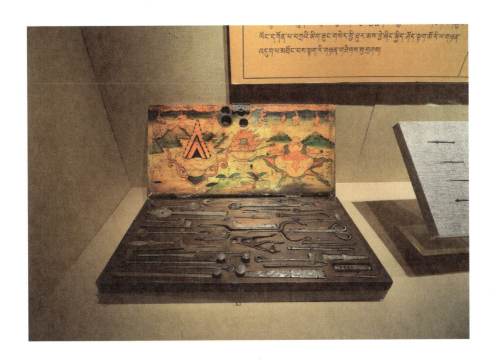

的白内障，也曾为许多藏族同胞缝合刀伤、连接断骨。

这些琳琅满目、种类繁多的外科手术器材，早在2000多年前就已经被藏医们广泛应用于临床实践中，用来医治伤痛。有些器材的精细度和成熟度，能和现代技术下制作的器材相媲美，充分展示了藏医药发展的辉煌历史。

博物馆中还有一颗4000年前被做过开颅手术的头骨，再一次显示了藏族先民的智慧，也证明了历史悠久的藏医学外科手术技术的高超与精湛，让后人尤为惊讶。例如，针对关节炎有专门吸取关节积水的器械；制作精巧的小型弧形手术刀，专门用于精确切割痔疮。

为了防治外治器械引发伤口感染，许多器械全部或部分使用金、银、铜等贵重金属制作，手柄上还有精妙的金银错丝工艺。这些器械本身就是精美的艺术品，是精妙金属加工工艺的明证。如藏医大师达莫曼然巴洛桑曲扎的外治器械上，都刻有镀金的藏文"达"字，这些器械如今被西藏自治区博物馆珍藏。

根据藏医外治器械理论及大多数藏医家的注释、观点，一般将藏医的医疗器械分为探察器械、拔取器械、剖刺器械、穿刺器械、零星器械。其中，探察器械分为4类：头伤探察器械分为2种、肌伤探察器械分为8种、脓肿探察器械分为1种、痔疮探察器械分为7种，计有18种；拔取器械分为8种；剖刺探察器械分为10种；穿刺探察器械分为13种；零星探察器械分为36种。以上共有85种器械，加上桑结嘉措在《四部医典注释·蓝琉璃》和曼塘挂图上增加的11种，再加上一些附加器械，总数达100多种。

藏医外治器械的起源在吐蕃时代，据藏医院的洛桑多吉先生介绍，有几个原因促成了当时藏医外治学的高度发展：首先是吐蕃时代战争频繁，从河西、潘州乃至到中亚等广大战场上，吐蕃军队四处征伐，因此对战伤的迅速处理、传染病的防治等都提出了很高的要求；其次是文化的交流，中国其他地区、印度和阿拉伯等地的医学从各种渠道流入，互相激励、辩论，形成了藏医药学博采百家、百川汇海的高远气势。

根据古藏医药文献中最具代表性的典籍《四部医典》记载：早在公元700年的吐蕃政权时期，西藏名医就已经懂得了解剖和实施白内障的手术。

受特殊地域环境和自然条件的影响，青藏高原成为中国各类眼病的高发区。统计数据显示，西藏的患盲率高达1.4%，其中一半是由白内障引起的。

传统藏医治疗白内障的手术是针拨术，老藏医们用一根含黄金、十几厘米的长针来进行治疗，这种方法需要藏医拥有很高的技艺，所以掌握这种手术方法的藏医非常少。

20世纪90年代，随着西医的引进，白内障摘除手术走进藏医院，这种传统针拨术逐渐淡出人们的视野，成为历史。但藏医在外治方面，依然有很多手术需要使用这些神奇而独特的"柳叶刀"，有的器械经过改良，更加符合时代的发展。

2015年8月的一天，西藏自治区藏医院外治科病房内，医生正在给63岁的次卓玛的膝关节拔牛角火罐，以缓解其最近膝关节酸痛的情况。这个牛角火罐细的一头连接着橡皮管和注射器，造型特别、使用方便。

以前，医生在拔火罐时，首先将牛角宽的一头固定在关节处，然后把羊皮含在嘴里嚼软，用嘴吸住窄的一头。医生一边用力将牛角中的空气吸出，一边用羊皮堵住牛角上的小孔。这个过程不仅不卫生，而且不容易一次成功，对医生来说可是个不小的考验。

改良这个牛角罐的正是入选"国医大师"的占堆。随着针管和注射器进入藏医的治疗中，他突发灵感，利用抽空气的原理，将传统的牛角罐进行了改良。

占堆表示，对藏医的保护传承并不是墨守成规，而是对传统藏医采用优胜劣汰的原则，摒除传统低效率、落后的治疗方法，吸收融入现代医学中先进的诊疗技术和设备，将其运用到藏医的治疗中。

藏医的外科手术的发展，藏医对人体构造的深入认识，要得益于藏族地区的一种丧葬习俗——天葬。高僧在参与天葬的过程中得以了解人体构造的秘密，并运用在外科手术中。可以说，早期藏医外科手术的发展，主要依靠僧侣的推动。

相对于西藏灿烂的宗教文化，西藏的自然科学比较滞后，但藏医学却一枝独秀，藏医外治正是救死扶伤的主要方法之一，而藏医外科手术的"柳叶刀"则是藏医之树上结出的奇果。如今，藏医在手术中依然会用到一些传统的外科器械，并得到了群众的认可。

● 金针神手，艺高胆才大 ●

2018年1月2日，拉萨的西藏自治区藏医院传统疗法中心发出了这样一份暖心的通知：如果您的身边有癫痫病患者，可以到藏医院传统疗法中心进行免费体检，确定病情允许加入本次治疗范围后，将免费提供一个月的口服藏药并择期进行金针治疗。15天后必须复查一次，之后一个月必须再进行一次复查。

藏医把癫痫病称为"杰斯"，一直以来它都被视为疑难杂症。但藏医认为，金针疗法对这个病有显著的疗效。

西藏自治区藏医院传统疗法中心主治医师次旦朗杰说："根据回顾性研究结果，我们针对目前金针疗法使用较广和疗效显著的'杰斯'病，制订了治疗方案，接下来我们将面向全社会招募30名适合接受该疗法的患者进行临床治疗。当然，这完全是自愿的。"

针灸穿刺法，也叫金针疗法，是藏医经常使用的一种医治方法，用金属制成的针、刀等锋利器械，刺入人体一定穴位和部位，排出体内积液、脓血、痞块、异物，及病邪的一种治疗方法。这种治疗方法的功能有二，一是通过针刺固定穴位，刺激经络，使气血通畅，改善和增强人体免疫功能；二是通过穿刺，排出体内积水、脓血，刺破痞瘤、气聚集等，达到治病的目的。

在藏医经典《四部医典》中，专门有一章针对金针穿刺疗法从器械、穴位、方法、效果等方面进行了详尽的论述。在该书的头、颈、上下体腔及四肢创伤治法各章中，对人体血管分布、神经走向及脏腑等器官的位置都有详尽的描述，并具体指出了人体骨骼、肌肉、淋巴等处的凶险位置。

12世纪，著名藏医昌狄·班旦措吉写了一本名叫《解剖明灯》的书，从亲自解剖尸体的实践中，绘制出较详细的人体解剖图。这些为金针等外科手术疗法奠定了基础。据记载，吐蕃政权赤松德赞时期，藏医的手术疗法就已经十分发达了。然而，由于当时的消毒技术十分落后，手术经常失败，再加上佛教认为切割肌体使得血流皮破的手术与佛教本身的规则格格不入，这项治疗方法也就逐渐消亡了。

14世纪，藏医北派强巴·朗杰扎桑及南派苏嘎·年尼多吉等很多藏医名家，都曾对这个治疗方法有详尽的叙述。

金针分为寒热两类，热金针分为3种：第一种是将刀针加热穿刺，主治瘰疬、炭疽、瘿疣、脓肿等；第二种是穴位火灸后再穿刺，怀疑穴中有脓包，可以探明，有则排除；第三种是先将刀针加热穿刺后再火灸，主治瘰疬、炭疽、陈旧疮伤、痞瘤等。

寒金针也有3种：第一种是刀针不加热穿刺，主治肾性水肿及眼朦胧症、脓肿；第二种类是刀针不加热穿刺，之后于穿刺处火灸，主治溃脓、关节聚水；第三种是刀针不加热穿刺，之后用冷石子、冷水喷激，主治肌肉麻木、热性肿胀、头部渗黄水、热性痞瘤、陈旧热症等。一般穿刺要先火灸，再穿刺，之后再火灸，疗效会更好。

针对不同的部位，以及患者疾病情况，使用的金针也是不同的。例如青稞头针，用于心、肺、关节、肾脏等疾病治疗；蛙头刀，用于剔除肝、脾、大小肠的疾病手术；弯刀，用于剔除四肢疾病；矛头针，用于挑除四肢脓液；尖锋扦子，用于头部穿刺；空心蛙头扦子，用于穿刺心包积水；戴胜鸟嘴样扦子，用于穿刺胸部脓窍，引出脓液；笔尖针，用于穿刺水肿和排气；

养麦头铜针，用于剔除眼翳等。

不管是哪一种金针，工具都是用上好的钢或铜，通过巧匠精工制作，头细尾粗，全长大约6横指。

实施金针穿刺时，藏医右手大拇食指紧紧夹住针刀离尖端半横指处，左手拇指食指按住穴位，刺针；然后右手抓住针刀的腰部，直入肌肉大约一个青稞粒那么长，穿透皮肤后，再入半横指到达肌肉，逐渐深刺。针刀是否到达骨头或脏腑，凭医生的感觉感知。

具体方法有直进：用于头、脊椎、少腹等部位的穿刺；横旋：用于穿透皮肤和肌肉而不碰及脏腑，如对肝、脾、肾脏等脏腑的穿刺；下刺：即刺穿皮肤后，针刀尖直向下方刺入，用于颈部，肺、心脏、剑突穴3处等。

对于患者来说，穿刺也有一定的姿势，总的来说是两腿盘坐，两手自然置于膝盖上面，挺直端坐在垫褥上。如果进行胃部穿刺，需要在饭后进行，医生助手用膝盖顶住患者后背，医生在前行术；颈部穿刺时，患者膝盖与手掌着地，臀部放在两脚跟，胸部抬高，颈稍弯曲；心脏穴位穿刺时，患者将两手上臂贴紧于肋下，下臂伸开，两腿盘坐，双手抓住小腿，背靠柱子。髋骨眼穿刺，患者直立趴在墙上；膝盖、肘关节处穿刺时，患者只需将腿、手臂伸直。

穿刺手术结束后，需要擦干净脓、黄水、血渍，严格消毒。术后2～3天，出现热症，如发炎、肿痛，则要按照《四部医典》扩散伤热一章要求处理。

但是，金针穿刺治疗方法需要藏医具备丰富的经验。如果不懂得穿刺的适应症和禁忌症有哪些，金针就无法施治；金针工具的形状、长短、锐钝等不合适，穿刺姿势不当，也就无法获得好的效果；不懂得具体的穴位，在无穴位处穿刺，骨头会阻之；不懂金针的分类，容易误诊；不懂方法，不能避开凶险部位。

总之，只有那些经验丰富的藏医才能实行金针穿刺疗法，才能保证不会发生危险。眼光、力度对藏医实行金针疗法至关重要，可以说，那些敢下手施针的藏医，都是因为技术高超才显得胆子足够大。

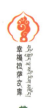

● 古老神奇的藏医火灸疗法 ●

　　西藏林周上甲龙地方有位老藏医——扎西平措。他性格开朗、诙谐幽默、为人善良，医术在当地为人们称颂。这位老藏医，尤其擅长骨科、神经科、风湿病的治疗。他年轻的时候，师从一位僧人，在大量人体解剖过程中，对人体筋络、骨骼了如指掌。

　　扎西平措家的院子不大，院里除了居住的房子，还有一间较大的房间是诊室。诊室很干净，洁白的墙壁，整齐的坐垫，香炉里燃着柏枝，淡淡的桑烟在屋里缭绕，沁人心扉。这一切，都让前来看病的病人精神放松。院外有很多前来治病的人，有的甚至搭帐篷住了下来。

　　有一位身材高大的病人，曾经是拖拉机手，因为癫痫病差一点造成车毁人亡的事故。扎西平措为他进行了全面的检查，决定用火灸疗法来为他治病。

　　扎西平措先生是一位虔诚的佛教徒，懂得很多天文知识。经过计算，他为患者安排了治疗日期。这个日子，是医生根据人体生理周期而预测的时间，并要求患者来之前沐浴。

　　到了预约的那天，扎西平措穿着十分整洁，在治疗前祈祷佛祖保佑治疗成功。在一个小房间里，地上铺着垫子，垫子旁边及墙壁上钉着一些木桩，挂着几根牛皮绳。这样的场景，看上去实在不像是一个手术室的布置，但这些东西又确实是辅助手术的器械。

　　炉中的木炭已经烧得很旺了，助手们依然使劲拉着用羊皮做成的风箱，屋内暖烘烘的。扎西平措医生认真地在患者身上采穴，做好标记，并及时询问患者感觉如何。他一连为病人采了三十多个穴位，集中在头部、颈部、脊柱和四肢。他一边采穴，一边和病人聊天，妙语连珠，打消了病人的紧张情绪。

　　在采穴的时候，找准具体的身体部位和器官，需要藏医具备丰富的经验。因为每个人的身体高低不同，如何找准位置就显得非常重要。具体做法是根据病人大拇指第一关节的长短，定位一个长度标准。然后根据这个标准，从确定的位置开始测量某一固定的长度，即可准确定位人体区位线和体腔区位图。这种由病人自身的长短出发准确定位器官体位的做法，在 X 光发明以前，已经是尽最大可能对人体体腔做出了定位。在藏族传统医学中，医生要不断演练如何定位，以确保万无一失。

治疗开始了，助手把一支支烧过的铁钎递给扎西平措，他按照事先做好标记的穴位依次熨烫。刚开始，病人疼痛不已，甚至忍不住叫喊出来；没过一会儿，病人就大汗如雨；再继续下去，尤其是铁钎熨烫几个关键穴位时，病人不再叫喊了，还说有一丝凉意沁入骨中。

火灸术终于完成了，扎西平措累得满头大汗，病人更是瘫软如泥。

藏医火灸法又称藏医火灸疗法，是五种藏医传统外治法之一。藏医外治法分缓治法和峻治法两种。缓治法为在治疗过程中不会有感觉和疼痛的一种疗法，峻治法则是在治疗过程中会感到疼痛的一种疗法。火灸是峻治法之一，在既定穴位或痛点用艾炷烧熨，利用火的热力及药物的作用将隆病和寒性疾病平息于发病部位，是根除寒症和部分热症的一种治疗方法。

藏医火灸疗法的历史非常悠久，渊源可以追溯到公元前 100 多年。公元 8 世纪，著名藏医宇妥·云丹贡布与其他藏医学者，共同编成《四部医典》。在这本书中，专门撰写了《火灸要义》，详细论述了火灸的疗法及火灸疗法的适应症和禁忌症。火灸疗法在使用的过程中，不断为高僧和名医们所掌握，流行于佛院深宫，服务于贵族和上层僧侣，成为藏医学的一个重要组成部分，也是藏传佛教的宝贵文化遗产。

由于火灸疗法多与藏经一起传授，因此赞普将这种火灸疗法赐名为“藏经火疗”，将火疗场所赐名为“藏经火疗宫”。

清代，藏医学家帝玛·丹增彭措所撰《火灸教诲明示·白晶鉴》一书是火灸长期临床实践的结晶，从适应症和禁忌症、灸法、次数、术后注意，及功效等八个方面进行论述，其记载的穴位达 322 个，可谓是集藏医火灸之大成。

关于灸法的作用，藏医大师哲巴坚赞（1147—1216）在《医疗·国王宝库》中明确指出：“于既定穴位灸之，温通气血息疾患。”强调灸疗是通过刺激经络腧穴，达到通调气血、平息病痛的目的。藏医火灸虽然没有形成系统经络学说的理论，但在许多经典著作中都有关于它的论述。

火灸的疗治手法有多种，一般根据部位和疾病性质的不同可分为围灸、灼灸、温熨灸法三种。火灸疗法能够阻断疾病随脉扩散，能够迅速止痛、治愈痈疖陈疮、抑制肿瘤生长，具有祛风散寒、疏络散瘀等功效。对因脑出血而引起的肢体功能障碍、半身不遂、风湿、类风湿痛、产后引起的关节疼痛等有显著的疗效。

藏医理论中根据不同的病种和火力的大小，火灸的操作方法可分煮法、烧法、烤法、拟法4种。其中煮法适用于疖痈、痞瘤，烧法适用于黄水病、心风等，烤法适用于瘟病、虫病及大小便闭塞不通，拟法则适用于儿童。按灸位分类：上体穴宜用煮法，下体穴宜用烧法，四门穴宜用烤法，白脉或筋腹部位宜用拟法。灸脊椎各穴，只宜用煮法，烧法或烤法易伤及白脉，从而引起瘫痪或脊椎僵硬。

随着藏医火疗传播的范围越来越广，国内其他地区也有不少人知道了这种神秘的疗法，并慕名前来。经历数代医师的千锤百炼、不断改良，藏医火疗疗法集合了中国医学的诸多理论，用最简单的方法免去患者由治疗带来的痛苦，使这神秘先进的疗法被更多的患者接纳，甚至备受外国人的追捧。

如今，这项独特的疗法正逐步走出西藏，甚至走出国门，造福世界。

● 放几滴血，妙手回春 ●

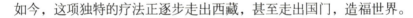

藏族老人扎西虽然已经年过六旬，但他依然记得，古老的放血疗法曾救过他父亲的命。

扎西的父亲常年以放牧为生，因高原四季气候恶劣，患有脑中风病。一次，扎西的父亲放牧时突发脑中风。由于当地的医疗条件十分简陋，交通也非常不方便，扎西的父亲需要辗转5个小时才能被送到拉萨的大医院。

情急之下，邻居请来老藏医为他父亲进行放血疗法治疗，他父亲最终转危为安。

藏医放血疗法，是藏族同胞们在漫长的历史长河中根据与疾病斗争、对治疗疾病进行研究和总结而积累的一种特殊疗法。在当时的生活实践中，藏

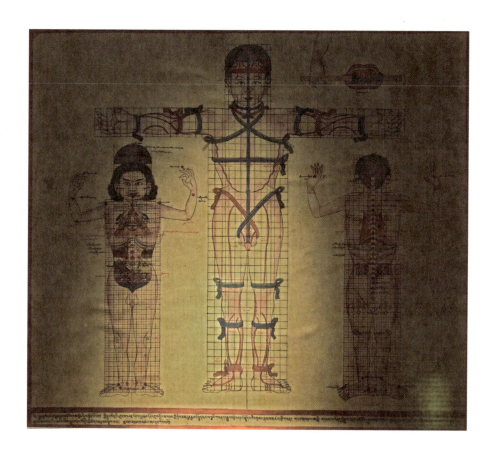

医们发现，当身体肿胀部位或某些特定部分，偶然被石块或牺角等尖锐物刺破排出血液或脓以后，能够显著缓解某些疾病的病情。在这种启发下，藏医们开始有意识地用尖石、骨针等割刺病变部位的血管，放出血液，缓解病痛。这样便产生了最原始的放血疗法。

　　与中医相比，藏医放血疗法具有它本身的独特之处。藏医有"食、行、药、外治"四大治法，其中外治法见效较快。藏医们利用药物、物理及外科手术等手段，从体外实施治疗，通过疏通经络、散瘀、排除脓血、剔除腐肌等，达到内病外治的目的。

　　在藏医药的外治疗法中，放血疗法对高血压、高血脂、多血症、脑中风、脑梗、心梗、皮肤病等疾病有特殊的疗效，还具有预防、控制、保健、治疗等作用。

　　此外，放血疗法的适用患者类型为热性病症及体质壮实的，而那些体质偏寒性的患者或者病症不适宜用这种治疗方法。接受放血疗法的患者，需要

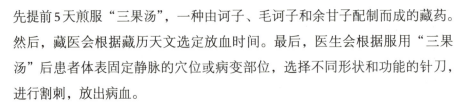

先提前5天煎服"三果汤"，一种由诃子、毛诃子和余甘子配制而成的藏药。然后，藏医会根据藏历天文选定放血时间。最后，医生会根据服用"三果汤"后患者体表固定静脉的穴位或病变部位，选择不同形状和功能的针刀，进行割刺，放出病血。

藏医放血疗法中对适应症的判断很重要，在藏医药经典著作《四部医典》中就专有一章，对放血疗法从工具、诊断、部位、效用等方面加以非常详细的论述。

在青藏高原，这门古老的疗法因其精准的疗效被藏医们广泛使用。

西藏昌都的察雅，位于西藏东部的横断山脉。由于群山环绕、交通闭塞，察雅是西藏比较贫穷的县之一。但在这个贫困的小县城，却有一位藏医名家：扎加。慕名前来的患者络绎不绝。

藏医扎加从小跟随父亲学习藏文化及医学知识，自幼年就在医学上取得了骄人的成绩。从医40多年，扎加凭借深厚的理论功底和扎实的临床经验，为无数的患者解除了病痛，尤其擅长用放血疗法治疗各种疑难病症，受到了广大患者的敬仰和同行的赞颂。

放血疗法是扎加最为常用的治疗手段，这种疗法最好的使用季节是春天桃花盛开的时候，其次是秋天。所以，在扎加使用放血疗法的那一天，他一个下午就要治疗近百人。除了察雅周边的病人，还有很多患者长途跋涉来找他看病。

按照《四部医典》的描述，人体可以放血的穴位有77个，但这些穴位只有文字描述，具体位置在流传过程中存在差异。扎加经过40多年的医疗实践，不仅明确了这77个穴位的具体位置和疗效，还探索出8个新的穴位。如今，他将所有的穴位绘制成7张唐卡图表，传播给更多的藏医学习。

扎加认为，放血疗法主要作用在体内。如今含化学成分的食品比较多，这些食物经过吸收以后进入血液循环，藏医就要把这个废血、毒血排出来。第一，它排的是静脉里的血，因此具有排毒作用。第二，它能改善血液循环。第三，它能保持血液循环的新鲜性、运输氧气，起到了一个很好的作用。

扎加为藏医放血疗法的传承和发展做出了重大贡献，是目前在藏医领域能够全面开展放血疗法为数不多的专家之一。

作为第四批国家非物质文化遗产代表性项目，藏医药（藏医放血疗法）

传承人万玛昂智的得意弟子，尼玛才让每天来到拉萨的办公室，第一件事就是将斧刃刀、镰形刀、斜刃刀、羽状刀、月牙刀等常用放血器械擦拭一遍。从学习这门古老的疗法起，"传承"两个字就深入了他的心中。

"放血疗法对医生的技术要求严格，必须把握准确适应症、放血时间、放血部位、放血量等。根据病情和病种，大致可分为早期、中期和晚期这三种时机进行治疗。"尼玛才让认真地说，"放血时，如果流出的血泛黄且稀，甚至有泡沫、黏液，这样的血就是我们所说的病血。如果放出的血色鲜红，较黏稠，就不能再放了……"

藏医放血疗法一直是藏医学中最具有藏医特色的治疗方法之一，但是《四部医典》中记载的人体解剖图，对于初学者来说，容易产生一定的偏差，图片的抽象枯燥因素也容易引起学生们的厌学情绪。

对此，尼玛才让运用多年来积累的藏医学理论知识与临床实践经验，对人体解剖、穴位、气道运行等进行了全面细致的研究，2013年编著出版了《藏医放血疗法穴位集锦》临床教科书。

为进一步规范藏医放血疗法，提高藏医医务人员的治疗水平，藏医院通过前期的构思、规划设计、考察审核等工作，最终铸造出了国内首个藏医人体放血铜人模型，成为藏医外治放血穴位之准则和立体传承教具。

该铜铸人体模型严格按照人体的实际比例量身定做，铜人身体表面100个藏医学人体放血穴位名称全部以藏文字体详细标注。实体模型的铸成标志着藏医规培教学更为标准化、形象化、直观化，对于国家级非物质文化遗产项目藏医放血疗法的传承具有重要指导意义，在藏医药学发展史上具有重要意义。

2014年，藏医放血疗法入选第四批国家级非物质文化遗产名录扩展项目传统医药部分。

● 浴兰汤兮沐芳华 ●

2018年11月28日，在联合国教科文组织保护非物质文化遗产政府间委员会第十三届常会上，中国申报的"藏医药浴法——中国藏族有关生命健康和疾病防治的知识与实践"通过审议，列入人类非物质文化遗产代表作名录，这也是中国第40个入选《非遗公约》名录的遗产项目。

不过，藏医药的申遗道路并非一帆风顺。就在我国西藏自治区2014年将藏医药申报联合国人类非物质文化遗产代表作名录后，印度于2017年3月也正式向联合国教科文组织提出将藏医药列入非物质文化遗产名录。

关于藏医药的起源，有各种各样的说法。有的学者认为它起源于印度，而有的则认为起源于中国。但通过翻阅历史文献可知，早在象雄时期，西藏本土宗教苯教出现后，象雄文字就已经记录了当时藏医药学的发展。而苯教的发展早于印度佛教传入，所以藏医药学并不是印度佛教传入后才得以发展的。

不过，藏医药的发展也并不是完全封闭的，它以西藏本地的实践医学作为基础，同时也吸收了部分印度阿育吠陀理论和国内其他地区的中医理论。

藏医药浴法，藏语称"泷沐"，即湿润的意思。这是因为药浴具有疏通经络、活血化瘀、通行气血、濡养全身、增强肌肤的弹性和活力的作用，故而命名为"泷沐"。关于藏医药浴，还有一个美丽的传说。

相传在远古时代，在人间行医的医生都是天神旺波杰青派下来的。他们背着药囊，沿着七色彩虹搭起的长桥，来到人间，给被贫穷和疾病折磨得痛苦不堪的人们治病、送鬼驱邪。当他们渐渐衰老，便要回到天神身边。有一位神医特别得到人们的拥戴，被人们尊为"门拉"（藏语，"药神"的意思），当他回到天神身边不久，一场无比凶残的瘟疫席卷了雅鲁藏布江两岸的广大地区。

草原上到处尸体横陈，帐篷里时时都能听到奄奄待毙的呻吟。百姓们向天空苦苦哀告："药神啊！请您睁开慧眼，看看我们的悲惨境况吧！请重返人间，救度被瘟疫和恶疾残害的生灵吧！"请求的声音回荡在雪域高原。

正在天国静养的"门拉"听到了百姓们的呼喊。但是，天神旺波杰青说："人有人的法律，神有神的规矩。你已经去过一次人间，理应不能再去。姑念你心诚意坚，而且医术高妙，限你7天7夜时间，解救百姓，扫除瘟疫，如果超越期限，那天上的神罚是无情的。"

要用7天7夜的时间解救百姓的痛苦，扫除瘟疫，是根本不可能的。于是，"门拉"决定让自己化为一颗星星，让自己的医术、药物以及一颗爱民之心，统统化作光芒射向雪域高原。

就在这时，拉萨的一位病重的姑娘，做了一个梦，梦见药神"门拉"正站在城东南的宝瓶山之巅，将药物撒向人间。药物撒在山上，山上长满药草；药物撒向江河，河水变成药水。于是她挣扎着爬到河边，浸泡在拉萨河里。结果奇迹出现了，那使她痛苦不堪的疾病，顿时无影无踪。在这位姑娘的暗示下，所有的病人都奔向附近的江河湖渠，洗濯自己的身躯。果然瘟疫退去，痛苦消除。

藏医药浴是一种藏医学"内外结合"的民族特色疗法，将人体全身或腿足局部浸泡于药液中，在水的热能和药物的双重作用下开放毛孔，使得药物成分透过皮肤进入经脉血络，输布全身而促进微循环，并促使滞留于体内的病邪从毛孔中排出，从而达到良好的治疗效果。

药浴的治疗方法可分为水浴、敷浴、蒸浴三种。其中最常用的是水浴，水浴又可以分为两种，一种是取天然温泉水做药水浴；一种是人工药浴。天然温泉药浴主要根据泉水矿物的成分对不同患者进行治疗。藏医药浴以土、水、火、风、空"五源"生命观和隆、赤巴、培根"三因"健康观及疾病观为指导，通过沐浴天然温泉或药物煮熬的水汁或水蒸气，来达到调节身心平衡的目的，是藏族人民实现生命健康和疾病防治的传统实践。

药浴能把"毒素"排出来，再通过皮肤吸收药液治疗疾病。这样的治疗方法疗程稍长，但副作用小，主攻风湿、类风湿性关节炎，及痛风、强直性脊柱炎、椎间盘突出、骨质增生等病。

药浴是根据自然温泉演变而来，以前治疗条件差，藏医们会通过烧牛粪、柴火，先在大锅里熬药，然后在地上挖个大坑，绷上牛皮，把药液倒进去后，人再进坑中泡药浴。后来，改用木桶或水缸泡，但还是有很多不方便的地方。如今，药浴的条件改善很大，效果自然也更好。

"藏医药浴法"不是泡个热水澡这么简单，它是通过皮肤给药的严肃医疗行为，承载着很多藏族文化及藏医药学的精髓。"藏医药浴法"以其独特的疗效和医药价值，日渐引起国内外专家的广泛关注。随着"藏医药浴法"和其他藏医技艺的大面积推广使用，古老的传统藏医学正在以一种新的姿态走向世界。

第六章

陆

雪域高原上的本草

万物皆可入药。雪域高原的人们在寻找食物的过程中，也逐渐寻找到了解除病痛和缓解疾病的药物。他们在长期的生活中，积累起对病痛的各种治疗方法，逐渐汇集成为藏医药的河流，贯穿融合在藏族人民的生活中，成为藏民族文化不可分割的一部分。

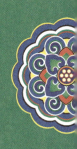

● 公主命名，独此一味 ●

贞观十五年（641），文成公主在唐送亲使江夏王、太宗族弟李道宗和吐蕃迎亲专使禄东赞的伴随下，出长安前往吐蕃。在去往拉萨的路上，由于山高路远、环境恶劣，很多人有摔伤、流血、脚破等问题。

当大部队进入吐蕃巴颜喀拉山时，迎亲使禄东赞命令当地的藏医为送亲队伍疗伤，藏医诊断后，就去山上采来一种菱形对生叶植物，让伤患者在口里嚼碎之后敷于伤口处。不一会儿，伤患就伤痛减轻，肿痛尽弃。

文成公主看了很高兴，见此草疗效如此特别，再加上它属于单味药，所以称赞道"独一，单味，好"。

后人就逐步将这种药草称呼为"独一味"。古人对独一味的了解，首先是发现独一味止血和镇痛功效显著，经过长期的医疗用药实践，古人对独一味的"消炎功效"有了新的认识，并不断以典籍的方式记录下来。

公元8世纪，医药典籍开始出现独一味的书面记载，著名藏医巨著《月王药诊》《度母本草》《晶珠本草》《四部医典》等都有相关记载，《晶珠本草》云："叶圆而厚，茎方形，花分紫、黄、白三种，味微甘而苦。"《四部医典》云："补骨髓，引黄水。"《宇妥本草》云："内服或外用均能消肿，引黄水，治疗疮，疗毒。"

独一味作为一味传统藏药，藏语称它为"大巴""打布巴""尕果拉"等。独一味需要生长在气候干燥、质地坚硬的碎石滩中，需要接受充足的光照，是一种喜阳植物。

独一味是唇形科独一味属唯一的物种，是多年生草本植物，整个植株很矮，叶子是从植株基部生长出来的几乎是贴着地面生长。叶子的排列也很特别，一般一棵植株只有4片叶子，并且是辐状两两对生，叶子呈菱状圆形、菱形、扇形、横肾形以至三角形，叶子的上面是绿色的，密被白色茸毛，下面颜色较淡，也有短茸毛。

独一味在每年6～7月开或紫色或白色或蓝色穗状花朵；每年8～9月结果。独一味一般生长于高原或高山强度风化的碎石滩中或石质高山草甸、

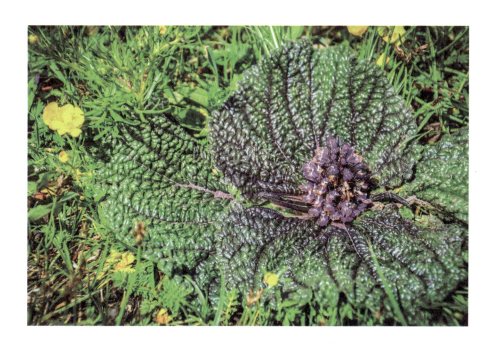

河滩地，在我国西藏、青海、甘肃、四川西部，及云南西北部均有生长，就连尼泊尔、印度锡金邦、不丹也有分布，生长于海拔2700～4500米的高原或高山上。

独一味是有微毒的，但全草是一味药材，在每年秋季果期采割，然后清洗干净，晒干备用即可，具有活血止血、祛风止痛的功效，主要用于治疗跌打损伤、外伤出血、筋骨疼痛、气滞闪腰、浮肿后流黄水、关节积黄水、骨质疏松发炎等症状。

独一味是治疗骨折的常用药物，它能消肿止痛，也能促进断骨再生，平时人们出现骨折以后可以把独一味研成药末，用麻油调成膏状，直接外敷在骨折部位，并把断骨固定好，每天换药一次，能让骨折引起的肿痛快速好转。

独一味片剂和胶囊对手术后疼痛、炎性疼痛及损伤性疼痛都有较好的镇痛作用，止痛总有效率为93.35%，因此经常被藏医们用来在放血后敷伤口、止疼等。每当有人受外伤或者患风湿痛痹之症，藏医们便取1～2钱捣烂外敷于患处，很快就能达到消肿治伤的效果。

独一味草仅生长于高海拔地区，再加上其生长周期长达3～5年，采收量极低，是极其珍贵的药材。

青藏高原地理环境恶劣，藏族同胞们外出时难免磕磕碰碰，因此独一味的出现是一种偶然，也是一种必然。在好几百年的历史中，它帮助藏族同胞们缓解疼痛、止血消炎，如今成为一种世界良药，呵护着整个世界人民的健康。

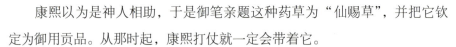

● 高原人参，传说中的仙赐草 ●

清代康熙年间，我国西部的策妄阿拉布坦发动叛乱，企图分裂祖国。为了平息叛乱，康熙御驾亲征。由于西部高原干旱，环境恶劣，加上官兵们长途跋涉，队伍劳顿，士气十分低落。在这样的情况下，部队战斗力自然大大减弱，几次战斗都以失败告终。

据说，在这危急存亡的时刻，有一位松形鹤骨的药农觐见康熙，进献一种草药，让将士将这种草药煎汤服用。尽管半信半疑，康熙还是让战士们照办了，果然服用药汤后，人人生龙活虎，士气大振，一举平息叛乱。康熙十分高兴，派人追寻进献者，那人却早已不知去向。

康熙以为是神人相助，于是御笔亲题这种药草为"仙赐草"，并把它钦定为御用贡品。从那时起，康熙打仗就一定会带着它。

在270年后的1961年，加加林第一次代表人类进入太空。在这之前，除了要克服进入太空的一切技术难题，还需要解决一个生理难题，也就是宇航员如何适应太空中严酷的低氧环境。为此，苏联基洛夫军事医学院等研究机构对几千种植物进行了研究。一番努力后，他们发现了这个被康熙赐名为"仙赐草"的植物。

到底是什么样的草药，让康熙皇帝和航天员都如此重视？

浩瀚莽野，迷离雪域，总是以神秘的姿态打动着人类的情怀。在黄河的源头，有一个地势险峻的雪山，叫阿尼玛卿山。阿尼玛卿山现代冰川十分发育，大小冰川一共57条。这里属于大陆气候，天气变化无常，有时候一日数变。主峰最低气温可达 −30℃。而这里却生长着传说中的"高原人参"。

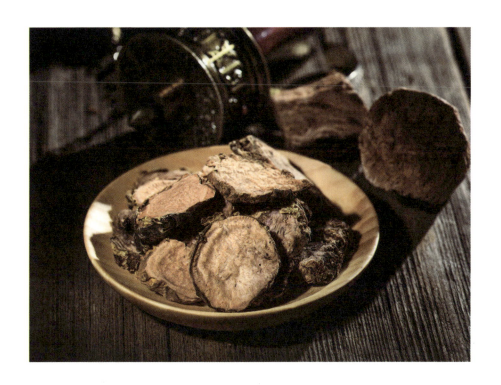

才仁多杰的家就住在阿尼玛卿山脚下。他是阿尼玛卿山的牧民，平时以放牧为生。到了采药季节，他会约上伙伴，走更远的路、爬更高的山去找药。

才仁多杰要找的药，就是被康熙赐名的"仙赐草"，一种名叫"红景天"的药。古时，红景天被各大医典奉为"药中上品"，是一种历代皇室秘而不宣的草药。

俗话说，"一方水土养一方人，一方水土产一方药"。万物既有相生，自然会有相克，所以蛇虫出入的地方，一定会有蛇药；高寒缺氧的地方，也一定会产抗缺氧的药。西藏特有的自然地理和气候条件造就了一种特有的植物种群，它们不仅是在形态上、生理上特殊，其内含的活性成分也十分复杂，红景天就是其中之一。

红景天是一种多年生草本植物，一般野生于向阳山坡、石头缝隙、高山草甸、高山岩石缝、山坡草地、灌丛边缘，喜冷凉而湿润的气候条件，耐寒耐旱。在缺氧、低温、干燥、昼夜温差大的恶劣环境中，红景天显示出很强的生命力和特殊的适应性。

我国古代第一部医学典籍《神农本草经》，将红景天列为药中上品。明代李时珍编写的《本草纲目》中记载"红景天，本经上品，祛邪恶气，补诸不足"，是"已知补益药中所罕见"的药草之一。

于是，早在乾隆年间，蒙古土尔扈特部从伏尔加河流域回归祖国时所敬献的贡品中，来自西藏高原的大花红景天就名列其中。

于是，它被苏联航天人员看中，在人类的航天事业中承担着一定的责任。

红景天，藏族同胞把它命名为"扫罗玛尔布"，历代藏医都将它与藏红花、雪莲花并称为"吉祥三宝"。生活在高寒地区的藏族人民，在很早以前就开始用红景天的根须熬水或者泡酒，用来抵抗寒冷或缺氧。红景天有滋补强身、抗疲劳、抗缺氧、增强记忆、调节神经系统的功能。现在，无论是在高原地区，还是在平原地区，红景天都被广泛应用于治疗缺氧性疾病，比如，慢性肺心病、支气管哮喘、支气管炎、老年人记忆力下降。

清代藏医学家帝玛·丹增彭措对青海东部、南部，四川西部，西藏东部进行过实地调查，核实资料并结合历代藏医药书中的药物记载，于1735年完成了《晶珠本草》专著。该书载录的药物共1000多种，分类详明，内容丰富，被后世尊为藏药经典。这本书这样介绍红景天："活血清肺，止咳退烧，止痛，用于治疗肺炎、气管炎、身体虚弱、全身乏力、胸闷、难于透气、嘴唇和手心发紫。"对它的功效概括得比较准确。

另一部藏医著作《四部医典》记载红景天功效时，这样说："善润肺，能补肾、理气、养血。"现代医书《西藏常用中草药》介绍，红景天还具有解热、止带下的功效，主治咯血、肺炎咳嗽、妇女白带等症。现代药理研究也表明，红景天对急性心肌缺血损伤、缺氧—复氧损伤和氧化损伤均有较好的效果。

如今，红景天已在各方面被广泛应用，功效显著。

抗缺氧、抗疲劳：红景天能迅速提高血红蛋白与氧的结合能力，提高血氧饱和度，降低机体的耗氧量，增加运动耐力，减轻运动后疲劳。

调节神经系统、增强记忆力：红景天可以有效地消除人的紧张情绪，均衡调节中枢神经、改善睡眠及烦躁亢奋或抑郁状态；能提高注意力、增强记忆力，有效预防老年性痴呆。

保护血管、强心护心：红景天具有益气、活血、化瘀的功效，能清除血管垃圾，增加血红蛋白数量，提高血氧含量；能修复受损的心肌细胞，抵抗心肌缺氧。

抗氧化、延缓衰老：红景天可延缓细胞衰老，提高细胞的活力，显著提高机体SOD（超氧化物歧化酶）的活性，有效清除自由基，抑制过氧化脂质生成。

正因为如此，很多打算去拉萨的游客，都会提前喝红景天，以提高身体对缺氧刺激的适应力，帮助身体改善高原反应。而国内的医养大家们更是将红景天称为"高原人参""东方神药""长生不老草""九死还生草""藏传神草"等。当然，再好的药也有它的适用范围，所以服用红景天最好还是遵医嘱。一味中药，它虽然不是起死回生、包治百病的仙药，却以其卓尔不凡的疗效，为人们解除痛苦，带来希望和光明。它不仅是一个惊喜，更是一个奇迹，所以，人们才把它唤作传说中的"仙赐草"。

● 神奇的生命，神秘的蜕变 ●

在青藏高原，海拔3500米以上的地方，生活着一种神奇的物种。它的躯体像虫子，头部长出一根草，形状很像犄角。但其实，它既不是虫子（动物），也不是草（植物）。它的身上不但带着神话的色彩，而且其丰富的营养成分和有效元素，诸多药用价值与功效，也让它深受尊崇！在现代科技、分子物理学的研究检测下，才发现实际上它是一种菌和蝙蝠蛾科幼虫的复合体——冬虫夏草！

它是蝙蝠蛾的后代，生活在阴暗潮湿的土壤中，以各种植物的嫩根作为食物，在长达三年的时光里，它不断地吃，不断地长，期待自己发育成熟。10月前后，破茧而出的它挥动翅膀，在广袤的草原上飞舞。不过，事实也不是完全这样顺利，有一部分幼虫，在土壤中不小心遇见了它们唯一的宿敌，因此它的命运就被完全改写！

蝙蝠蛾幼虫的天敌，叫冬虫夏草菌，属于麦角菌科。成熟后的冬虫夏草菌随风散落大地，跟随着雨水一起渗透到土壤中。在黑不溜秋的地底下，它的天性指引着它，帮助它寻找蝙蝠蛾幼虫，不达目的决不罢休。在未遇见时，冬虫夏草菌和蝙蝠蛾幼虫就像仇人一样分外眼红，但在相遇之后，它们又像一对亲密的情侣。它们的血肉之躯不断交融，彼此依附，生命因此合二为一，未来它们将共同生长！

经过夏季和秋季的养分补充，蝙蝠蛾幼虫会长得十分白胖。幼虫遇到真菌，真菌会吃了它，却无法消化它。这时候，真菌会开始在幼虫体内疯狂吞噬养分，逐渐萌发菌丝。渐渐地，幼虫开始变得僵化，而菌丝得到了充分滋养，不断进化，直到完全占领幼虫的身体。

被菌丝占领的幼虫在感染后会本能地开始向地面蠕动，等到距离地表大约3厘米的时候幼虫就会死亡。这时，真菌已经完全占领了幼虫的身体。

3～6年后，在一个冰雪融化的春天，天气越来越暖和，而幼虫的头部或者嘴里会开始长出嫩芽，顶破头顶的土壤，长出子座，正式出现在外面的世界。这个时候，幼虫身体里长出来的小草呈紫红色，露出地面的叶子也就3厘米左右。

一株冬虫夏草，就这样长成了。这个被人们称为"冬天是虫、夏天是草"的神奇生物，开始走向自己生命的辉煌时刻。关于冬虫夏草，还有一个美丽的传说呢！

山神唐西拉为了帮助善良的王子躲避杀身之祸，施魔法将他变成一只虫子藏入草丛之中，还让他长出了一根草尾巴。

后来，王子看破红尘，不愿重返人世，宁愿用自己的身体造福人类。山神为帮助王子实现这个愿望，就在王子已经变成虫子的身体里注入了一种长生不老药。

当冰雪消融、草原复苏，夏天就要到来的时候，在青藏高原的大部分地区，藏族同胞们就要开启一段长达两个月之久的虫草寻觅征程，年年如此，从不间断。在虫草生长的区域，总能看到山间散布着星星点点的人，他们手拿镐头，匍匐着身体，慢慢前进，眼神专注而神圣，仔细地寻觅着脚下的每一寸土地，一旦发现虫草就小心翼翼地将它从泥土里挖出来……

虫草在长出来之后只有半个月左右的挖掘时间，因为虫草的生长时间太长的话，就会破坏虫体，没有了虫草本身该有的价值。

由于冬虫夏草的生长环境恶劣，采挖虫草的人们不得不拖家带口把帐篷

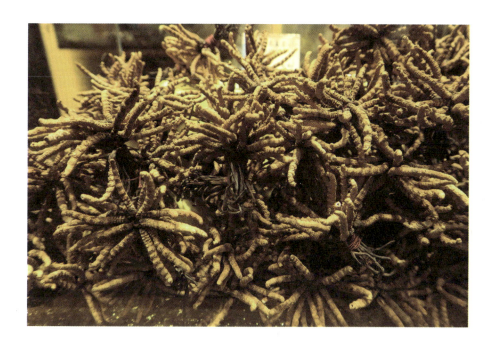

搭建在山谷之下或者河道两边，埋锅做饭，铺床入睡，度过艰辛而又充满期望的两个月。这里没有多余的娱乐活动，甚至也没有信号。夜幕降临时，大家都在心中祈祷，千万不要有大风雪和冰雹，不然第二天无法上山。

寻找冬虫夏草，需要依靠丰富的经验和较好的眼力，经验老到的采挖者知道哪个区域冬虫夏草生长得多，眼力好的采挖者更容易发现隐藏在草丛中的那些小精灵。

挖虫草很简单，用小锄头在距离虫草生长一巴掌距离的地方开挖，用力下锄撬起来。把虫草挖出来后，一定要记得把土填回去，这样相当于给土壤翻了一下土。早些年，采挖虫草的人都没有回填土壤，对高原植被的破坏很严重。随着政府对环境加强保护，对冬虫夏草可持续利用的宣传也开始深入人心。现在，人们挖虫草的时候都很自觉地回填泥土，并带走垃圾，还有的地方开始推行这样的政策，即挖虫草后就坑播撒草种，然后再填埋土壤。

刚挖出来的冬虫夏草，带着大量的泥沙、寄生虫（卵）、霉菌等杂质，需要在10分钟的时间内清理干净。清理干净泥沙等杂质后，要将新鲜的冬虫夏草，放在空旷通风的地方晾晒。晒场需要有专人看护，以免害虫偷食。在收取的过程中，要做到轻拿轻放，以免折断虫体。

据说，虫草的质量和产量与天气有很大关系。下雨或者下雪太多、太少都会使虫草产量大幅度下降。

科学家研究考察发现，目前冬虫夏草产区的核心分布带位于海拔4400～4700米，相较30年前上升200～500米，并且范围明显变得狭窄了。发生这种状况的原因之一就在于青藏高原作为世界屋脊，是全球气候变化最敏感的区域之一。尤其是最近50年，青藏高原受全球变暖的影响很大，主要表现在气温升高速率显著和降水总量在时间及空间上呈现不均匀分布。此外，草原上鼠兔泛滥，造成大面积的黑土滩，破坏了已有的草场，同样是虫草数量大幅降低的原因。

出于生态环境保护的目的，也是为了能够可持续利用虫草，在虫草采挖期间，按照当地的佛教传统，规定在藏历的10日、15日以及30日，不允许进山挖虫草。因为当地百姓认为，在这些特殊的日子还动土挖虫草是特别不吉利的事。

1000多年前的医学书籍《藏本草》记载，冬虫夏草有"润肺、补肾"的功效。虫草的滋补价值很高，适用范围也十分广泛，孕妇、儿童、老人、体虚患者、病人等食用虫草对自身都有很大的好处。随着人类交往足迹的延伸，作为我国二级保护物种的虫草，声名不断传播，在明朝年间传到日本，并扬名欧洲。清朝雍正年间，冬虫夏草正式被列为药材。

2018年7月，一家集虫草市场、餐饮、客房为一体的综合商业大厦——拉萨市虫草大厦（又称"虫草交易中心"）和拉萨人民"见面"了。据悉，虫草交易中心是经拉萨市委、拉萨市人民政府批准的专业市场，是全区唯一受政府监管、功能设施齐全、管理规范的虫草交易中心。在这之后，去拉萨的游客可以到这里购买冬虫夏草，再不用担心买到假货了。千百年来，在神秘的青藏高原，在萧瑟的冬季和繁盛的夏季后，那些不期而遇的蝙蝠蛾幼虫与冬虫夏草菌一次又一次演绎着生命的传奇，也用它自身的功效滋养着这片土地上的人们。

● 雪山之巅的一朵莲花 ●

"耻与众草之为伍，何亭亭而独芳！何不为人之所赏兮，深山穷谷委严霜？"1000多年前，唐代边塞诗人岑参曾经这样吟唱雪莲。

在人们的心目中，雪莲一直都是一种神奇的植物。她生长在高原严寒之中，是那么美丽高贵，也是那么难得。在西藏的民间传说中，雪莲被认为是祥瑞之物；在文学作品中，人们不仅歌颂她的美丽，也赋予她非凡的功效，认为雪莲是灵丹妙药，甚至具有起死回生的功效。

据说，远古时候，佛祖东行，视察人间。他见雪山经常雪崩，给人世间带来巨大的灾难，就问左右："谁能降伏雪崩，以解我芸芸众生苦难？"

众佛面面相觑，不知如何回答，只有座下莲花答道："我愿前去解难。"

佛祖稍微沉思一会儿，问莲花："在狂风、雪寒、霜冻、寂寞、凄苦的山巅，与在云海飘逸、绿水青山，以及世人顶礼膜拜的圣地，哪个舒服安逸呢？"

莲花答道："与己为恶，与人为善，苦便是乐，寒便是暖，这就是我佛的真谛。"

佛祖微笑着点了点头，继续问道："你有什么办法降伏雪崩？"

莲花回答："遵照我佛教诲，对冰冷的雪山加以感化！"

佛祖听了非常高兴，遂洒落一朵莲花于雪山之巅。

从此，莲花就在雪山扎根，与雪神为伴，不仅止住了大规模雪崩，还能作为药用。采回雪莲当茶喝，能暖胃，还能治高山头痛。

佛祖心生欢喜，遂赐高山莲花"雪莲"的名字。

雪莲花，藏语称"恰果苏巴"，为菊科多年生草本植物。它是弥足珍贵的奇花异草，也是众人皆知的珍稀藏药。雪莲花生长在青藏高原，适合各种复杂气候环境；能在 1 ～ 39℃ 气温中不枯萎，在 15 ～ 25℃ 生长旺盛，根部在 -32℃ 依然能够安全越冬。

它们的身影常常出现在悬崖陡壁之上、冰渍岩缝之中。那里气候奇寒、终年积雪不化，一般植物根本无法生存，但雪莲却能在零下几十摄氏度的严寒中和空气稀薄的缺氧环境中傲霜斗雪、顽强生长。

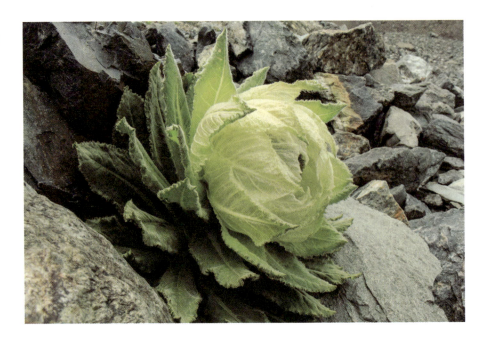

雪莲为什么能顽强地生存在冰山雪地之中呢？因为雪莲有着适应高山环境的生物学特性，它的叶子非常密，形状就像白色的长棉毛，宛若棉球，棉毛纵横交织，形成了无数的"小室"，而且室中的气体很难与外界交换。白天，在阳光的直接照射下，雪莲比它周围的土壤和空气吸收的热量都要大，且棉毛层还能够使雪莲植株免遭强烈辐射的伤害。另外，雪莲密集于茎顶端的头状花序，常被两片密被长棉毛的叶片包封，就像穿上了白绒衣，以保证雪莲能够在寒冷的高山环境下繁衍生息。

雪莲的种子在0℃发芽，3～5℃生长，幼苗能够经受－21℃的严寒。在生长期不到2个月的时间里，雪莲生长的高度却能超过其他植物的5～7倍，它虽然要5年才能开花，但其真正的生长天数只有8个月。

由于生长环境特殊，雪莲需要3～5年才能开花结果，一直是一种难以进行人工栽培的名贵中药材。它是冰雪的宠儿，尽管身处最恶劣的生存环境，依然自由生长、灿烂开放。雪莲品格独立，奇香萦绕，不惧严寒，让冷寂的高原雪岭变得缤纷多彩。

藏族老百姓将雪莲花分为雄、雌两种，属于雌雄异株，见到雄花，不远处一定能找到雌花。雄者花尖，雌者花圆。据说雌的可以生吃，有甜味，而雄的带苦味。不过，从植物分类学上来说，雪莲分为雪莲亚属和雪兔子亚属两大类。西藏产雪莲亚属13种，雪兔子亚属17种，共计30种。

由于生长环境的独特性和生理特性，雪莲的药效也十分独特。雪莲花瓣狭长，性热善补，大热无毒，以酒泡制，可补阴益阳、除冷疾、助阳道，又能治一切风湿寒症、小儿痘疮、妇科疾病等。更加神奇的是，它还能治疗男女不孕，就算是老而阳绝者，吃了它也能生育孩子。

在藏医藏药上，雪莲花作为药物由来已久，藏医学文献《月王药诊》和《四部医典》上都有相关的记载。清代赵学敏在《本草纲目拾遗》中这样描述雪莲："大寒之地积雪，春夏不散，雪间有草，类荷花独茎，婷婷雪间可爱。其根茎有散寒除湿、强筋活血之奇效。"

随着人们对雪莲花医用价值的需求，以雪莲为原材料的药品、滋补品开始增多，食用雪莲成为保健时尚，雪莲也被人们奉为"百草之王""药中极品"。

拉萨的老百姓们一般将雪莲花整株入药，雪莲的花，雪莲的叶，连带雪莲的根茎须毛，都是药。每年的7月和8月时采集药效最好。采来的雪莲花要抖净泥沙，在屋里阴晾3～5天，干透后就可以用来煮汤或者泡酒了。

雪莲是我国的二级保护植物。在拉萨藏族牧民的家里，可以看到供奉的雪莲花；在游走的马帮队里，可以看到贩卖的雪莲花；在那曲的药店里，可以看到治病救命的雪莲花。然而，想看到真正生长着的雪莲花，却不是一件容易的事。想要一睹它的芳容，既要心诚，还需机缘。

人与花，性格上常有参照，雪莲花常被视为圣洁的化身、爱情的象征，它们傲立在极端寒地，用圣洁的光辉，为雪山中穿行的人们提供强大的精神支持。没有到过西藏的人，也会对雪莲花有一种神秘的心理崇拜。人们在传说中想象，在想象中神化，在神化中崇拜。在青藏高原短暂的夏季中，雪莲花依然美得神秘而遥远。

● 宁舍黄金万两，不舍红花一朵 ●

说起藏红花，很多看过古装宫斗剧的人都知道，这是一种会导致流产的药物，且在电视剧中屡试不爽。藏红花的药效真的有那么夸张，吃一次就会导致孕妇流产吗？

其实，并非如此。藏红花确实对孕妇有不利影响，但只有孕妇长期且每天按照一定剂量服用才会导致流产。古代闺中待嫁的小姐们，其实都很喜欢用藏红花来做香包，因为藏红花又是一味香料。

藏医们将藏红花与红景天、雪莲花并称为"吉祥三宝"，它是藏医非常重视的一种药材。西藏地处高原，心血管疾病患者较多，而藏红花是治疗高原病的特效药。不过，很多人并不知道，藏红花原产地是伊朗和地中海沿岸的希腊、西班牙等国。藏红花是经由西藏传入国内其他地区，又因为它是藏族同胞的必备常用药，所以人们才会误以为这种草是西藏所产，才把它命名为"藏红花"。

俄罗斯大诗人谢尔盖·叶赛宁曾在1924—1925年间写过一首抒情诗《番

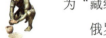

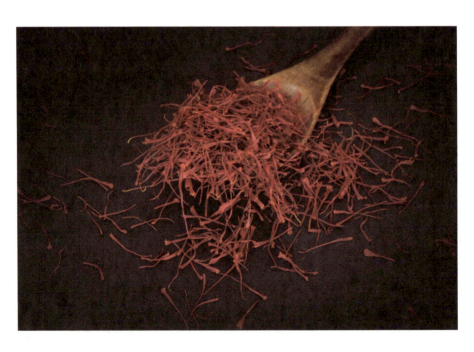

红花的国度里暮色苍茫》，里面有这样的诗句：

　　"番红花的国度里暮色苍茫，

　　田野上浮动着玫瑰的暗香。

　　亲爱的姑娘，给我唱支歌吧，

　　把哈耶姆唱的那首唱一唱，

　　田野上浮动着玫瑰的暗香。"

　　这里的番红花，指的就是藏红花；番红花的国度，指的是伊朗。虽然诗人并没有去过伊朗，但诗句却非常吻合当地的环境。可见，伊朗的藏红花早就举世闻名了。伊朗是全球最大的藏红花产地，在伊朗首都德黑兰，几乎每一家超市都能看到包装各异的藏红花。据说，伊朗早在上古时代就已经开始大面积种植藏红花了。

　　不过，藏红花最初的功用并不是治病救人，而是用于制作颜料。伊拉克一处距今5万年的山洞中有一些岩画，经过分析，发现那个地方的先民们已经开始用藏红花制作绘画颜料了。

　　藏红花有很多别称，比如"花中黄金""健康之花"、番红花，将藏红花用作药物来治疗疾病，至少有3500年以上的历史。古埃及第一部医学专著《埃伯斯纸草书》中，就有用藏红花治疗肠胃病的相关记述。而波斯人认为，藏红花具有利尿、养神、美容、壮阳、解毒、降压、活血等功效，常把它用来治疗头疼、牙疼等症。这种用法后来被马其顿王国的亚历山大大帝发扬光大，因为他相信用藏红花泡水洗浴能够达到缓解病痛的效果。

　　当然，藏红花还具有提亮人的肤色的功效，能提神益气，尤其对美容养颜颇有作用。这是由于藏红花素等物质可以抑制氧化自由基和黄嘌呤氧化酶的活性，使得细胞和皮肤被氧化的速度放慢，防止衰老，从而达到美容养颜的效果。

　　不过，使用纯正的藏红花并不是越多越好，泡茶一般5根就好，最多不超过8根，千万不要太多，因为太多会加速血液循环，反而对身体不好。且泡茶的水不能太烫，温度太高会杀死藏红花的有效成分。

　　其实，藏红花主要是它细线一样的柱头、花蕊入药。藏红花一般要3年才开花，每朵花只有三根花蕊，一朵花只能采一次花蕊，因而是世界上最昂贵的药用植物。植物界中的"软黄金"之说真的是名副其实。制作1斤藏红花成品，大约需要7万朵花；而种植这7万棵左右的藏红花所需的土地面积，差不多相当于一个足球场那么大。

藏红花有"一年宝两年药三年草"的说法，意思就是说藏红花一般保质期为两年，时间越长活性物质挥发越多，效果也会越差，两年后基本失去作为药物的作用。

"一年宝"，第一年刚开的头花，在清晨日出前采摘，才能算是顶级藏红花。这个时机采摘的藏红花被称为"晨露初朵"，活性物质含量最高，除了西红花苷类、酸类、醛类，类胡萝卜素、维生素都是最高的，西红花素、西红花苦素都保持得很好。这个时期的藏红花颜色暗红健康，闻之有特殊药香，浸泡后肉质透感强烈，汤色如清透黄金，喝之淡雅；防癌解毒，对女性月经不调或闭经的功效也是最明显的。

"两年药"，指的是第二年的藏红花。这个时期的藏红花经历了运输、储存，还有食用过程中的空气接触，活性物质逐渐挥发，内部药性也开始发生缓慢变化，但还没有挥发多少，有效成分依然还具有一定的作用，大量使用还是能保持药效的。如果低温保存得法的话，功效不会损失太大。

"三年草"，指的是超过两年的藏红花。这个时候的藏红花可以定义为陈货，活性物质基本挥发殆尽，藏红花蕊颜色枯黄易碎，虽然泡出来的水还是黄色，但是闻着不好闻，喝着不好喝，已经失去了作为药物的基本作用。如果发生霉变，还可能携带病菌。

藏红花有个特性，就是第一茬的花优于后面开的花，早晨采摘的花优于过午采摘的花，新花好于陈花。所以，才有同是藏红花，有的喝着不好喝也没啥变化。

藏红花是世界上最高档的香料。据说，埃及艳后在沐浴时，会在浴池里加入一些藏红花，出浴后身体散发着藏红花的特有芳香，成为她吸引男性的秘密武器。而把藏红花溶于水中，因浓度不同而依次显示出浅黄、金黄、橙色等色彩变化，因而又是制作染料的绝佳天然原料。在一些影视片中，我们经常可以看到古希腊位高权重的人身披深红色衣物，耗费的就是数以千万计的藏红花。

人类栽培藏红花的历史，可以追溯到公元前1500年左右。考古人员曾在希腊克里特岛发掘出的诺索斯王宫遗址的一幅壁画上，发现绘有年轻姑娘采摘藏红花的场景。

但是，由于藏红花是一种耐旱植物，适于生长在冬季最低气温不低于−20℃，夏季最高气温不高于35℃且气候干燥的地区。因此除了伊朗能大量种植，其他国家只能少量种植。

随着时代的发展，我国也成功栽培了藏红花，只不过地点在杭州而不是西藏。1965年，我国通过西德大使馆引进了200个藏红花球茎，分成4份给四家单位试种。结果，只有杭州的一家单位试种成功，40个球茎存活下来39个并成功繁育出下一代。

2018年，藏红花开始真正姓"藏"。日喀则在上海第八批援藏干部和上海企业家的帮助下，成功从国内其他地区先后引进藏红花种球，经过夏眠，喜获丰收。之前，西藏地区一直试着栽培藏红花，但由于种植技术等限制，都没有取得大规模种植的成功。

如果没有藏红花，西班牙海鲜饭、法国马赛鱼汤、意大利的米兰烩饭，这些世界闻名的料理都会黯然失色；如果没有藏红花，克利奥帕特拉不会那么迷人；如果没有藏红花，波斯地毯不会那么声名显赫。

只是，对于藏医们来说，他们更看重的是藏红花的药用价值，这一根根小小的花蕊能够给人减轻疾病的同时，几乎没有任何副作用。

第七章

柒

无物不药，尽在采集中

居村陌，悬壶济世；入深山，辨识百草；攀悬崖，如履平地……千百年来，藏药的传承都离不开一个采药的环节。他们风里来雨里去，哪里有需要的药就奔赴哪里。一名合格的采药者，要分得清上百种藏草药，要懂得采药的仪式，更需要在不寻常的路上一路寻觅。

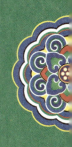

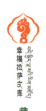

● 叩问天机，采药先翻历算书 ●

每年的夏天，位于西藏东南部的米林，都会迎来一年中最好的时节。这个时候的米林树木繁茂、流水行云，大江奔腾、小河潺潺，松茸层出、鸟鸣婉转……所有生灵都在这片广阔的天地间尽情地绽放着它们的魅力。

米林，藏语意思即为"药洲"，这里有一片被当地人称作"药王谷"的山谷，那里孕育着上千种藏药材。在这个茂密的山林中，不仅生长着让人垂涎欲滴的各种美味山珍，其独特的高原温带半湿润季风气候还滋养着众多的野生藏药。据考证，整个青藏高生长着大概2580多种植物藏药、175种动物类药、200多种矿物类药。被誉为"药洲"的米林，就拥有其中的1300多种。

在米林广袤的原始森林脚下的山沟里，虫草、西藏延龄草、胡黄连、天麻、雪莲、红景天、高原灵芝等珍贵藏药材生长其间。这里是它们的成长乐园，在良好的气候条件下，在高寒缺氧的环境中，这些药材汲取天地精华，尽情地生长，不仅纯净无污染，药效还特别好。

盛夏时分正是采药的最好时节，米林的神奇之处就体现在这一株株生长在密林深处的草药所具备的功效之中。1200多年前，藏医药始祖宇妥·云丹贡布就是在这里采药、悬壶、授徒、著典，开创了藏医药这门古老的学科。

但是，采药的具体时间并不是随意定的，在藏医学中，采药、问诊、服药处处都有天文历学的影子，二者的相互交融已经绵延了3000年之久。天文历算就像一个灯塔，一路指明藏医学的成长方向。

早上7点，当阳光照亮高原，拉萨的西藏自治区藏医院就又开始了忙碌的一天。在当地人的口中，它有一个更为人们所熟悉的名字——门孜康。

在西藏自治区藏医院门诊大楼里，有一个特别的科室，大门上方挂着"天文历算"的铜牌。第一次到西藏藏医院的人，心中都会产生这样的疑惑：为什么西藏的天文历算学科会设在藏医院？

其实，门孜康从1916年成立至今，百余年来，它一直是西藏百姓心中健康的守护神。

自古以来，西藏的传统文化就认定医算不分家，医算两种知识是融会贯通的。因为藏医和天文历算有着相同的理论基础和历史根基，所以任何一个藏医生，都同时是一位优秀的天文历算家。藏医在诊疗实践中，无论是采药，还是给病人把脉，又或者给病人用药，都需要从天文历算学的角度加以考量。正因为这样，才有"要想成为顶级的医师，至少要掌握中等的算学"这样一句民谚。

"天何所沓？十二焉分？日月安属？列星安陈？"叩问宇宙"天机"，是世界各民族共同的精神追求。早在公元前 1 世纪时，藏族先民就在世界屋脊上仰望星空，依据月亮的圆缺编制历法。

西藏的天文历算学是一门独特的学科，发展至今已有2000多年的历史。它是藏族人民在长期生产实践和社会生活中创造出来的宝贵财富，历史悠久、文献丰富、自成体系，千百年来在藏族人民的生产和生活中起着重要的作用。藏族的天文历算学是藏族文化的重要组成部分，分为原始天文历算学、五行占算、时轮历算、汉历即时宪历、占音术、风水学等很多分支。

藏族先民借助科学严谨的天文历算知识，观察日月星辰的运行、四时节气的变化、气候冷暖、动植物生长变化等大自然现象，通过对宇宙中星体的运转，以及对季节变化的各种数据进行计算，满足群众的生产和生活需要。

更令人惊叹的是，拥有2000多年历史的藏族天文历算至今仍"活在"民间。藏族人认为用天文历算来认真计算每一年的季节更替和气候变化，才能保证获得健康的身体。

早在公元前2世纪左右的聂赤赞普时期，西藏大地上便出现了12位有智慧的苯教徒，其中就有专门从事"滋益医药"的医者和"卜卦占算"的算者。

公元7世纪，吐蕃政权建立，采取了一系列振兴藏医和历算的政策，并从当时的唐朝、印度等地吸取先进的医学和历算学知识，使西藏的天文历算得到了长足的发展。特别是宇妥·云丹贡布编写了《历算山尘论》等历算学著作，培养了众多藏医历算人才。

2008年，走过千年历史的西藏天文历算学，被列为国家级非物质文化遗产名录。

西藏藏医院每年都会编写一部历算书，主要是反映天气、季节变化，给牧民放牧、农民种粮进行指导。现在众多藏族百姓都沿袭传统，按这个历算书开展农耕、采药、收割。

在西藏药物中，一株草药往往可以分出很多种药性不同的材料。同一种植物，由于生长在不同的地区、不同的季节，甚至不同的海拔高度，都会具有不同的药性及效用；同一株药草的叶、芽、花、果、种子、干、树心、树脂、树汁、树皮及根部，又分别有不同的作用。

有时候，藏医甚至要考虑一株药草是长在向阳的山边，还是向阴的山边，这个微妙不同依然会导致药效的不同。在不适当的地方、季节甚至时间采集的药材，可能药效不大，有的还会完全没有药效，甚至可能会有相反的效用。因此，藏医们认为，在不同季节采集某些植物会有完全不同的药效及用途。

一种草药，如果生长在山的阳面，草药的个体就会大一些，但是这种草药的药性就偏于寒性；如果生长在山的阴面，虽然成长个体小，药性却是属于热性。如同人的手一样，手掌白手背黑。同理，同一种药材不同时间也会发生药性的明显转变。例如，新鲜的酥油是寒性的，而老酥油却是热性的。

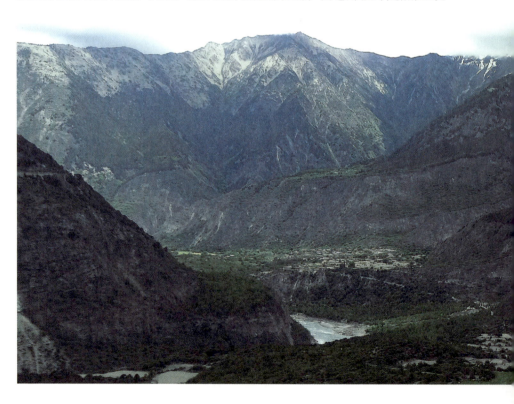

藏药的采集过程，也遵循着这样的规律，采药时间非常讲究，冬季采药和夏季采药的功效完全不同。没有打雷之前采的药，和打雷之后采的药也不一样。而有的药则需要在下雨以后才采。当然，这里所说的"打雷""下雨"与现实生活中的打雷下雨并不同，而是指的天文历算中的时间，就像地上的人有时候没有听到雷声，但这并不意味着天空中没有打雷。正所谓"打雷不打雷，看历算书就知道了"。

藏医在采药的时候讲究"适时适地"，"适时"讲的是如果采药的时间早了，药力还没有达到，采来的药无法使用；如果采药时间晚了，药力已经衰退，也不能用。"适地"讲的是西藏高原地域辽阔、气候条件千差万别，每个地区的植物生长情况多不相同，采药季节也是不一样的。而这些数据，是依靠历算师算出来的。

青藏高原是藏医藏药学的发源地，特有的地理气候环境，孕育了丰富和独特的天然药物资源。藏医和天文历算就如同一对双胞胎姐妹，一起守卫着青藏高原百姓的健康。

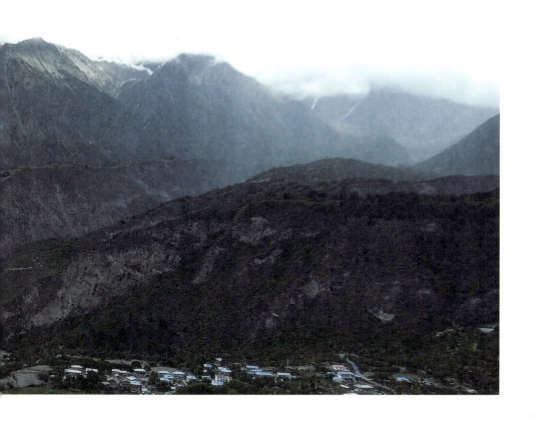

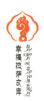

● 高原采药，不走寻常路 ●

藏医贡觉仁增成了一位网红医生，因为他是2018年央视纪录片《极地》的主角之一。贡觉仁增小时候体弱多病，被父母送去寺庙学医。他在还俗后，在雅鲁藏布大峡谷开设了当地唯一的一家藏医诊所。

一天，加拉村的副主任带着全村人的期望来请求贡觉仁增医生，希望他能带着药和浴盆去那个峡谷尽头的小村里给生病的村民看病。加拉村，海拔3000米，只有8户人家，常年湿冷，因此峡谷中的人饱受风湿的侵害。

将水柏枝、小叶杜鹃、刺柏、麻黄和细叶亚菊研磨细碎，和青稞一起煮熟，加入碱末，就做成了藏药浴的原料。贡觉仁增认为，藏药浴是治疗风湿最好的方法。

贡觉仁增在村里很受尊重，因为他帮助了很多人，但他觉得，他帮别人也是在帮自己。所有这些药草，绝大部分是当地老百姓送来的，小部分是贡觉仁增自己到山里采摘的。送药材的药农大多是山沟中的居民，他们是利用闲散时间采药，有的把采药看作是行善积德的一种方式，赠送药材分文不取，也有一部分则是专业的采药师。

雅鲁藏布大峡谷在这里逶迤盘桓，高山深谷间的湿润空气，造就了一个药材"天堂"，但深壑密林暗藏着的危险也让不少采药师望而却步。

在拉萨城北10公里的夺底乡，公路延绵，延伸进山中海拔4000多米的一个山沟中。冬季蔚蓝的天空下，山沟一片土黄色，即便是一个拳头大小滚落的石子，也能卷起一片烟尘。但令人难以想到的是，这片看似寸草难生的地方，却是藏医实习生们野外认药的实习基地。

当地的百姓说，每当春天来临，这里就会变成漫山遍野的绿色。到了夏天，山沟中便繁忙起来，那些珍贵的藏药材吸引着一批批采药的山民和学习识药的医学院学生，他们将在这里度过一段繁忙的时间。

在更远的西藏北部区域，海拔更高的草甸中还将长出新的冬虫夏草。当地人会走到山沟、草甸中，走到那些人迹罕至的地方，收获手掌参、獐牙菜、冬虫夏草这些雪域独特的产物，将它们送到药厂、医院、藏医手中。

"有的是卖钱提高收入，有的是热爱，有的是行功德。"西藏地区医药对于藏族同胞们而言不仅是治疗的方法，也是他们的文化、他们的生活。

藏药的采集季节通常在夏秋两季。经历了冬天的寒冷干燥之后，青藏高原在春天重新获得勃勃生机，珍贵的药材也开始孕育成长，并成熟起来。夏天开始后，藏族采药人便开始查看藏历，选择一个合适的时间上山收集药草，在草甸中挖取冬虫夏草。花蕾类的草药需要在初夏花朵未开之前采摘，树叶、树芽类的草药则需要在下雨后采集……采药者也许并不是藏医，但延续几百年的采集传统，让他们依然坚持着这些独特的文化。

当采药季节开始，位于拉萨娘热路上的西藏藏药厂就呈现出一派繁忙的景象。无数来自高原各个地区的居民，有的背着麻袋，有的提着塑料包，将自己辛苦采来的各种药材送到了药厂。

与现代商品大规模生产不同，由于自然环境的特殊，藏药材分布十分分散，生长环境也很特殊，因此大部分藏药材依然保持着传统的"生产"渠道。在青藏高原的众多地方，采药由当地居民来完成，他们在农闲的时候上山分辨、采摘药材，并采集送到药厂加工。

"送药的时候，办公室、化验室门口都堆满了。在西藏的很多地区，采药是很多藏族人生活的一部分，没法分开。"拉巴次仁是西藏藏药厂的厂长助理，到藏药厂前，他是一名藏药医生，和藏药打了20多年交道的拉巴次仁说，采集藏药已经成为当地一部分居民生活的一部分，年复一年。那些经年累月采药的藏族同胞对当地主要的药材都比较熟悉，采摘时间、方法也都按照传统的规范而来。"有些人纯粹是出于对藏药的热爱，并不图求金钱利益。因为药能治病救人，采药也是为人造福。"拉巴次仁介绍，西藏藏药厂70%的药材，都是老百姓送来的。

藏药之所以具有如此神奇的疗效，主要原因就在于西藏在地球上独一无二的高海拔。独特的地理环境让西藏地区的药材具有非凡的生命力，也就是所谓的药力强劲。在海拔2500～5000米的高山、裸岩、灌木丛地带，生长着数百种珍贵的药材，如虫草、西藏延龄草、胡黄连、天麻、雪莲、红景天、高原灵芝等。这些生长在高寒缺氧地带的药材，不仅纯净无污染，而且药效特别好。

同时，由于特殊的地质，这些药用植物中还含有人体不可缺少的金属微量元素。这些丰富的矿物药源就像一座宝藏，很符合高原地区人们的需要，

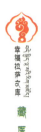

从而使藏药拥有了神奇的疗效，也让藏医药充满了神秘色彩。

青藏高原虽然生态脆弱，但地域辽阔，许多藏药材之所以稀缺，是因为人们一直遵循传统的采药和寻找药材的方式。《四部医典》中，对药材生长年限、气候、地点，采集时机、方式、环境，存贮用具、时间，炮制中祛毒、调配等各个环节，都有严格规定。

珍贵而稀有的草药往往生长在人迹罕至之处，这样的采药之旅更加考验采药者克服困难、执着寻草药的信念。有的采药者为寻找一味藏语名为"节几"（汉语名为白花秦艽）的野生药材，曾在原始森林里耗时半年才采集了500克。

这样严格的规定无疑为原本就不容易的采药之路增添了一些艰辛色彩。即便是最普通最常见的草药，也需要采药者一路仔细查看，并且通过眼观、鼻闻、嘴尝进行确定。而要想采到珍贵藏药材，就更要不走寻常路，一路寻觅。

正因为这样，藏药材的采集，给人留下了"采药难，难于上青天"的感慨。

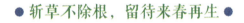

● 斩草不除根，留待来春再生 ●

采药师，是青藏高原上一个古老的职业。他们以山野为家，在云深不知处的山谷中，一人、一筐、一镐，寻找治病救人的"仙草"。

但是，这个职业却不是人人都能干得了的。作为一名合格的藏药"采药师"，首先，他得了解几百种藏药的形态、生存环境、采摘时间，甚至采药的仪式等。这需要长时间的实践积累经验，并不是只熟读《四部医典》就够了的。

其次，他必须要有像鹰隼一样的好眼力，能在连片的草丛树叶中发现那些细小特殊的叶片，在看似寻常的地皮下发掘出珍贵的药材块茎。

最后，他还需要吃得了苦，耐得住寂寞。采药不仅要负重爬山，风餐露宿，还要整日穿行在深林中，有时候十天半月连个人影都见不到。

17岁就开始学医的拉巴次仁还记得，自己学医期间，几乎每天都要翻山越岭到山沟中采药认药。成百上千种干湿药材，他都得一个一个学习，一个一个识别。不过，在这之前，他必须要做的是将先祖留传下来的规矩铭记于心。其中有一条就是：采大留小，或者留根、留种，为后来人留下希望。

巴桑伦珠是山南藏医院藏医药研究所的所长，他说："在很多电视和电影中，药农都是背着一个背篓，手持一把药锄，发现药材后就将它连根拔起，丢进药篓。但藏医不会这样，藏医从来不会斩草除根，不管多么贵重的药材，采集时都要留下一部分根，以待第二年再生发。好的药材大多生长在高寒地区，生长周期特别长，一定要注意保护，不能因为贪念而破坏了药材的生长环境。"

例如，遇到罗布麻，只能采走罗布麻的叶子和花，要将根留下；遇到龙胆草，一定要很小心地只取花，不动茎，这样才能不伤龙胆草的元气，明年还能继续采摘。

除了采摘本草的时候要注意，采药挖出来的坑也要及时回填，根茎裸露的植株很可能会在暴晒后死亡，也会导致植物无法再生。所以，经验丰富的采药人都知道，尽管他们一路挖坑，但自己挖的坑，一定要填好。

最典型的例子就是那些采集冬虫夏草的人，将挖到虫草的草皮回填覆盖，恢复原有的样貌是必须要做的事情。斩草不除根，才是青藏高原上合格的采药人。因为，对于青藏高原的人民来说，那些具有神奇疗效的本草，是大自然无私的馈赠。与大自然和谐共处，它才能慷慨地回报这些守望者们。

拉萨东郊7公里外一个偏僻院落里，在一栋新建的二层小楼里隐藏着一个现代化的实验室。小楼的旁边，是一块块试验田和大棚、温室，整齐而规范。一畦畦的绿色植物长势喜人，有的才刚出苗，有的花开正盛，有的花已经谢了。每种植物的铭牌上都详细地标着科、属、种。

扎西次仁，西藏自治区藏医院藏药生物研究所副所长，把这些花花草草当成自己的宝贝，精心伺候着。他和他的同事们将新结的籽取回实验室分析、检验、存储；地里的土壤，甚至沙粒，也要拿到实验室化验、研究。

在这里，扎西次仁实践着他现代"采药师"的梦想。只不过，他已经不再使用那些简陋的工具，但不变的是，他依然追寻着药材，药材长在哪里，他就追到哪里。他的目标是将那些珍贵而稀有的"仙草"，濒临灭绝的藏药，成功地进行人工种植。

2004年的一天，就在扎西次仁调到藏医院研究所的第二年，他接手了一项藏药研发项目。在实验过程中，扎西次仁发现做实验的主要原料——桃儿七，在市场上很难买到。他向院领导反映了这个情况，领导随即安排他对这一名贵药材资源进行调查，并尝试人工栽培。扎西次仁的"采药师"之路，就这样开始了。

藏医药典籍记载，桃儿七对妇科病有显著疗效，中医、藏医都用，需求量非常大，自然生长的桃儿七在被大量采挖后，处于濒临灭绝的境地。

人工种植藏药，并不是随意选个地方就可以的，需要根据所种植藏药的品种选择最适合这种藏药生长的环境，利用青藏高原特有的气候和地理，最大化发挥药材的药效。扎西次仁和同事们在西藏多地实地走访调查，通过专业的分析、研究，最终在桑日县白堆乡里龙村找到了人工栽培桃儿七的理想之地。

但人工种植野生药材本就不是一件容易的事情，更何况要做到大面积人工种植。从采集野生种子到人工栽培实验，再到优选品种，不受病虫害侵扰，教会当地群众种植，扎西次仁花去了4年多时间。

在这段时间，扎西次仁完成了桃儿七人工有性繁殖和无性繁殖的关键技术研究，确定指纹图谱鉴定标准及质控标准，还建成了一个210亩的人工种植栽培基地。

这次濒危药材人工种植成功，让扎西次仁药材研究的专长得到了认可，他也成为西藏自治区藏医院濒危藏药材种植技术实验基地的负责人，开始投入另一种濒危药材——绿绒蒿的人工栽培研究。5年后，大花绿绒蒿等6个品种在实验基地种植成功，开出绚烂的花朵。

截至目前，27种濒危藏药材在实验基地实现人工栽培，在3000多年的藏医药发展史上，这是第一次。扎西次仁认为，濒危藏药材人工种植的难处不在植物，而在于人能否战胜自己。

2011年，全国第四次中药资源普查试点工作启动，西藏第一次纳入普查，扎西次仁是主要负责人之一。为了寻药，他几乎走遍了西藏各地的山山水水，哪种药材分布在哪个县，哪种药材只长在某些山峰海拔4500米以上的东南坡，哪个纬度适合生长哪一类药材……他如数家珍。

波密，一个深藏在茫茫林海中的地方，因为雅鲁藏布大峡谷在这里盘桓，高山深谷的地理环境，让这里成为药材的"天堂"，但深山密林也让很多采药师望而却步。扎西次仁在这里开展的第一次野外普查，很不顺利。

当时，扎西次仁和同事拿着GPS定位仪在森林中兜兜转转了十几个小时，就是找不到确定的位置。原来是定位仪指向的那个点，在一座大山的后面并没有直达的路线。就这样，扎西次仁和他的同事们用了3年的时间，跑遍了西藏的30多个县，翻山越岭，完成了普查目标。

如今，在扎西次仁的大脑里，似乎有一张别人无法看到的"藏宝图"，每种药材都有自己独特的坐标，等着被发现。

对于采药人来说，他们最常做的事情，就是一路跋山涉水，追赶着本草最佳的年华。无论是在青藏高原的高山峡谷中，还是在高原一处处的人工养殖基地，藏药采药人都以本草最好的疗效作为最终的目标。

● 药物净如供品，才会药力无穷 ●

阿多先生是林芝一位德高望重的祖传民间藏医，他辨别药材品质的方法是世代传承的绝技。他只要闻一闻植物的气味，便可知药材品质的优劣。多年的从医经历让他对药材的选择达到了近乎苛刻的程度。对于达不到要求的药材，阿多先生绝不采收或采用。

阿多先生说，首先采药的地方一定要选好，环境要特别的干净，不能有杂物干扰，像有厕所、废旧的建筑，还有工业污染什么的，这些地方绝对不能采集。

藏医采药时特别注意观察药材生长四周的环境，除了上面提到的地方，还有火葬场等丧葬地旁边的药材，就算长得再好也不能采。

《甘露宝瓶》中说："性味等的差别是：除了干旱、地势好、坟地、有大树、神地、悬崖峭壁，生长在平坦湿润、河水右旋、茅草丛生、没有犁过之处女地和树荫不遮之地等处的药物，色鲜艳者，性味最佳。没有被虫蛀咬，没有被火烧焦，没有被大自然伤损，没有被阳光、阴影、水所害，适时稳固生长，根大而深，北面向阳生长的药物性味最好。"

也就是说，非常干旱的地方，土质干燥，除了能生长一些山坡细草，大多不生长湿生草类，而悬崖峭壁，土质坚硬又干燥，像上述这些地方，是不能去采药的。所谓"色艳味鲜"是指药草颜色鲜艳，味浓汁多；所谓"没有被大自然伤损"，是指药草未受干旱、霜雹、潮湿等的损伤；所谓"适时稳固生长"，是说从时令已至到叶枝干枯时，稳固地苗壮生长在原地。

林芝素有"西藏江南"之称，海拔相对较低，再加上印度洋的暖湿气流，经雅鲁藏布江源源不断地输送到内陆。因此这里气候温和、植被多样，药材资源十分丰富，这是大自然给予西藏的极大恩赐。然而，当地的藏族百姓，却不敢滥用上苍的这份馈赠。他们对大山和大山里出产的圣药，都表现出了极大的虔诚和恭敬。

米林县南伊乡，宇妥藏医学校的师生们，每星期必上一门户外课——野外藏药材的认识和采集。在每次进山之前，他们都会虔诚地拜山，感谢大自然的馈赠。

这些大山里的孩子们，从小就认识一些野生草药，这是一种必备的生活技能，它能缓解医疗条件不足造成的看病困难。对于藏医学校的学生们来说，他们不仅要面对自身的疾患困扰，更要面对将来众多患者的疾病痛苦，因而要对每一种药材的药效、功效、作用以及用量用法等很多知识了如指掌。

藏药采集要严格遵循古老的操作原则。首先，采集好的药材，一定要在最短的时间里就近冲洗干净，以清除泥沙和杂质细菌。来自高山融雪的雅鲁藏布江水，清澈甘洌，是最好的洗涤用水。

其次，要充分晾晒烘干药材。凉性药放在阴凉处晾干，热性药放在太阳下晒干，不要被风吹坏，不要被火烧焦，不要被太阳晒坏，不要被烟熏坏，不要染上别的气味，只有这样，才能保持药材的功效。

药材采集完毕后，千万不能混放在一起。这里所说的"别的气味"，是说不要诸药混合干燥，以免药物气味相串，一种把另一种损害。《金眼图集续》中说："如同酥油和火，放在一处，顷刻即毁，只有按照规则处理，酥油灯光才会亮堂。药和毒不能放在一起，如果依法而行，各药运用才能奏效。"

再次，当药材晾晒放至微蔫的时候，就要用棒槌略为敲打，使其不失药效而味更浓；也可将手清洗干净，稍加揉搓，使其汁液外浸。如果不加捶打和揉搓，让药材自行干燥，就如同干草，失去了气味和功效。任何时候都要保持药物干净卫生，不要让口涎和手垢混入药内，这点尤其重要。

大师木扎扎格说过："医生要像婆罗门一样讲究净行，药物要净如供品，才会药力无穷。如果像猪狗一样不干不净，上品之药也会变得污秽。"

如果医生粗心大意，工作时不讲究卫生，将别种药物如同药汁一样混合而不加区分，或者为了鉴别好坏牙咬口尝，对盐碱类物用舌舔，使唾液渗入

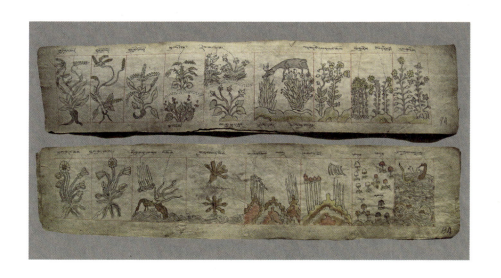

药中，这是一种不谨慎的坏做法。

最后，进入拆分、筛选、切割、研磨等一系列复杂工序。尽管现代化加工机械可以大大提高这些工序的工作效率，但几乎所有的藏医学校，仍然要求学生用传统的手工方法来完成这些制药的过程。这既是对学生们细心和耐心的考验，更是对他们专注力和意志力的磨炼。

经过很长时间的细心研磨，这些曾经粗大的药用植物，变成了细腻的粉末。这些粉末状药物，有的可以作为散剂直接使用，有的会制成汤剂、膏剂、丸剂等。

在单调的制作过程中，每个学生嘴里都念念有词。他们吟诵的，就是藏医学必修的经典论著《四部医典》。正如藏医在给病人看病的过程中会念祈祷文一样，在制药过程中诵读《四部医典》，被认为能够增加药效。

藏医讲究当年的药材当年用完，但也不是一概而论，如果实等就可隔年使用。《金眼图集续》中说："新药旧药别过期，过期失效不可用。"这里说到的新药，是指就药效而言，如果没有失效，就是新药。草药超过采集一年的时间，新药就变成旧药了。《蓝琉璃》中说："除了草药，无论哪一种药，尤其是木、果等6种好药，旧而未衰败的功效更大。"

西藏是一个充满信仰的地方，在物欲横流的社会中，它就如同一湾清泉，可以净化人的心灵。信仰让藏医们更清楚自己身上的职责，也让藏族同胞们对藏医十足信任。

第八章

捌

千年炼丹术，炼金成药

藏药之所以具有独特的治疗效果，除了药材来自天然，独特的炮制技术也是一个重要的原因。藏药药材的炮制工艺自成一体，神奇多样，尤其是对矿物药材的炮制最为神奇。用藏药工艺技术进行炮制后，黄金和水银等也能成为藏药方剂中不可或缺的一味药。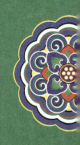

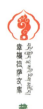
● 剧毒水银化身救命之药 ●

大千世界，任何事物都有双重性，正如藏医常说的那样，有毒就有药，有药就有毒。

《倚天屠龙记》中"医仙"和"毒仙"十多年的较量，就是毒与药的较量。而张无忌在绿柳山庄中夺来的水仙花，在和"奇鲮香木"相遇后就会生出剧毒，而解毒之物就是水仙花的球茎。

有时候，毒药就是解药，于物如此，于人亦是如此。

水银有毒，众所周知，东西方的炼金术士们都曾对它抱有极大的兴趣，渴望从中找到长生不老之术。在藏医中，它却是所有名贵藏药都离不开的药引子——佐塔的必备材料。

藏医讲究"五行"和"三因"，认为万事万物皆可服务于人。正是在这种哲学思想的引导下，藏医认为世间万物都可以制作成药品，即便是拥有剧毒的水银和金属也不例外。

佐塔，藏药中的宝中宝，以它为基础，可以制成七十味珍珠丸、仁青常觉、七十味珊瑚丸、仁青芒觉、坐珠达西、佐塔德子玛、七十味松石丸等珍贵藏药。

据历史记载，约在公元前562年，生于南印度婆罗门一个大家族的大乘佛教祖师帕巴鲁珠，在大师拔亚德里跟前修习过佐塔的炼制秘诀。大师拔亚德里因长期服用此药，修成正果，世称其寿可与日月相比。由此不难推测，佐塔早在公元前600年左右就已经在古印度问世。帕巴鲁珠继承大师遗业后，著有《佐塔炼制法珍宝串》等医学著作，史称帕巴鲁珠活到了600岁。

在藏人心中，最早配制佐塔的是一世噶玛巴的上师。但佐塔在西藏传播，却得益于西藏著名医师噶玛拔西（噶玛噶举派黑帽系第二世活佛）的弟子邬坚巴·仁钦贝。13世纪后期，邬坚巴·仁钦贝踏遍整个西藏地区，游学尼泊尔、天竺和中原地区，拜访众多名士专家后，翻译了大师拔亚德里关于炼制佐塔的3部遗著，从而较完整地传入西藏。随后，他把所有密法传授给三世噶玛巴让迥多吉（1284—1339），第一次应用这项技术来制作某著名的噶玛巴黑药丸。

噶厦地方政府时期，历代达赖喇嘛在他们主政时都要配一次宫廷佐塔。佐塔第一次是由八邦寺的高僧色得·却吉迥乃在德格配制的。此后，历代名医或高僧也都配制过，其中有蒋扬钦哲仁波切、贡珠·云登嘉措、米旁仁波切等。他们中有的还把自己的实践写成书，传之后人。除了热巴家族欧如培的《锻炼水银实践甘露精华》，贡珠·云登嘉措的《水银冶炼》（藏于德格八邦寺）也被认为是对于此项技术最具指导性的著作。

一个传统技艺的发展，和它选择的传承方式有很大关系。佐塔以其神秘的制作方法，长期作为一种"绝技"在藏族聚居区以师徒秘传的方式传承。之所以如此，是因为只有这样，才能确保过程精确，否则加工失败，不能去毒，后果不堪设想。也正因为如此，佐塔的炮制工艺曾多次失传。

直到20世纪70年代，波密藏医院的措如·次朗大师根据文献记载和多年经验，才再一次成功炮制出了藏药佐塔。这一次，佐塔不再失传。

佐塔是一种用水银洗炼八珍与八铁而制成的特殊药剂。所谓八珍，指藏医中入药的矿物：珊瑚、玛瑙、猫眼石、绿松石等；所谓八铁，指藏医中独特的入药的金属：黄金、白银、铜、铁、铅等。

这种原材料的组合确实会让很多外人觉得纳闷。因为水银的毒性更是路人皆知，打破一根水银体温计都会让人惊吓不已。

难道藏医学有什么独特方法来去除它们的毒性？这些金属和矿石，是如何做到在40多天时间内变成具有神奇疗效的藏药的呢？

藏医常说，有毒就有药。有时候，毒药用得好就是良药。剧毒的金属变成良药，原因就在于近百种药材在炮制过程中去除了它们的毒性。可以说，佐塔的珍贵，不仅在于原材料，更在于其传统的炮制方法。

德格远离以拉萨为中心的藏文化中心，几次政治、宗教与文化动荡都没有影响到这里。佛教兴起时，苯教在这里发展，朗达玛灭佛时期，这里又成了佛教徒的避难地，之后，历次动荡反而让德格吸纳了西藏各大教派的文化。正如北京藏医院主任医生西珠嘉措所说，"寻访藏医藏药，一定要去德格"。

德格藏医院的副院长雄岬说，佐塔太珍贵了，德格藏医院曾制作了一次佐塔，仅前期准备工作就用了两年，耗时40天，制成158斤。之后，这些珍贵的药材就被深藏在医院保卫最严密的库房中，三道上锁的门，分别由3个人持有其中一扇门的钥匙。必须要同时3个人在场，才能进入存放佐塔的房间。

在佐塔制作开始之前，藏医们会选择一个良辰吉日，举行专门的藏传佛教仪式。他们会清洗全身，保持一颗纯洁的心灵，面对药师画像吟诵经文，这是千百年来的传统。他们相信，经文能够为炮制佐塔带来吉祥。于是，那些有毒的水银和金属、矿物，在一场传统而神秘的修行中，为我们展示了一场精彩绝伦的"奇迹"。

炮制佐塔，是藏药中危险系数最大、难度最高的药物炮制。原料含有剧毒，工艺复杂，炮制周期长，一名藏医在他的一生中，如果能够炮制成功一次佐塔，那将是对他医术至高的肯定。

很多现代人不理解，藏医如何能将重金属加入藏药？但千百年来的实践证明，这些看似毒药的藏药真的造福了历代的藏族百姓。取之自然，用于人类，佐塔的制作恪守古法，蕴含的是藏族朴素的哲学思想。

佐塔的诞生，是一场物质的修行。

● 特定原料，一味都不能少 ●

青藏高原独特的地质、地理环境，为藏药的起源和发展提供了良好的物质基础。由于有咸水湖、盐湖多种储量丰富的矿藏等，因此即使是在生产工具极不发达的远古时代，人们也能够采集到制作藏药所需的原料。而有些原料的独有性，也造就了藏药的独特性。

如今，藏药的制作，虽然已经形成了机械化、批量化的生产方式，但是藏药的本质并没有发生改变，药的配方没有变，生产工艺没有变，最重要的是藏药的文化内涵没有变，仍然是按照古老的传统和几千年来形成的理论体系，进行着制作、配方和使用。

水银，又叫汞，是一种有毒的物质。但是在藏药中，它却是一种非常重要的原料。把它和一些重金属、矿物质用特殊的方法煅烧、炮制后，就形成了藏药中的一种独特而神奇的方剂——佐塔。

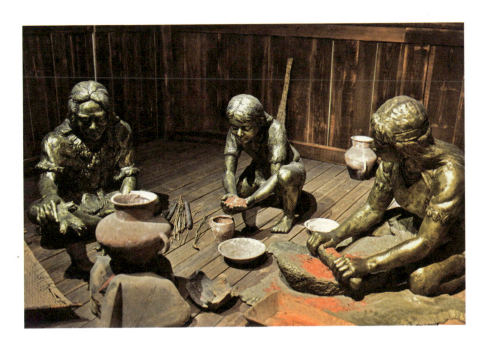

　　开始炮制前，按照传统习俗，所有参与炮制的工作人员都要在药师佛面前举行一个简单却郑重的祈祷祭拜仪式。因为藏医药的起源和藏传佛教有着密不可分的联系，所以很多藏医药的文献都是用经文版的形式书写的。在这些文献当中，对佐塔的炮制工艺有着详细的记载。因此，在开始炮制之前，参与人员都要诵读典籍文献，目的是温习工艺，牢记注意事项和细节。

　　神奇的佐塔，它的配方有上百种原料。除了金银铜铁等八种金属和酸石等八种矿物，还需要酸酒等多种辅料。有些原料，听起来让人觉得不可思议。例如，老虎的胡子，虽然只需要一两根，却也是制作佐塔必不可少的原料之一。

　　因此，每一次制作佐塔，都不是一人凭一己之力就能够完成的，它需要很多人的努力，仅仅是准备工作可能就要 1 ～ 3 年的时间。

　　去除水银毒性的原料需要有几十种，有一种辅料非常重要，那就是童子尿。童子尿对去除水银毒性有很大作用。但童子尿的采集有很多讲究，对童子的要求很严格。要具备身体健康、男性、8 岁以下、属龙或者属虎，而且是小僧人这五个条件。

　　除了童子尿，还需要种马的尿、牛的尿等来反复洗涤，以便进一步去除

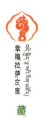

水银的毒性。在这个过程中，需要每天加入3次药，每次加入的药都不是一样的。

对沙棘膏、黑矾、黄矾等主要原料的用量都要十分精确，而有些辅料如酸酒等就可以凭借经验加上一些。把黑矾、黄矾等加入一个月之前发酵好的青稞水中，搅拌均匀。各种原料的准备工作就完成了。

这些原料是为了高温沸煮金、银、铜、铁、响铜、黄铜、锡、铅这8种金属，目的是去除它们的毒和锈。沸煮的时间在1个小时以上，这样反复沸煮2~3次。

在制作佐塔的过程中，对这8种金属的锈和毒的定义，不同于我们在日常生活中看到的。藏医眼中的锈和毒，是指这些金属当中除了本质的所有杂质，这些杂质是有害的、有毒的。而加入的各种配料，在高温沸煮之下，就能把杂质吸附掉或中和掉，最后就能得到纯粹的金属。

沸煮过后，金属的表面形成了一层暗色的附着物，要用棉布反复擦拭，用清水反复擦洗，要把附着物完全清洗干净。

把雄黄、硫磺、硼砂、诃子等辅助原料研磨成粉，按照一定比例混合均匀，再用沙棘果汁、酸酒等调成泥状混合物，并像揉面一样长时间反复揉，直到颜色均匀一致，用力压下去时，能感觉到很强的弹性为止。

然后再把大小相同的金属薄片，用泥状混合物裹好，外面再用纯棉布包紧、裹牢，就像一块夹心饼干。整个过程都散发着浓烈刺鼻的味道，必须戴上口罩，也不能让皮肤接触到这种泥状混合物。最后把包裹好的金属片放在避光通风处，慢慢自然风干。

几天以后，金属片外面包裹的辅料干透了，金属片的煅烧程序就开始了。装锅也是一项细致活，一层木炭，一层金属片。每一层之间和每两个金属片的间隔一定要均匀，这样受热才会均匀，煅烧的效果才会好。

铸铁制成的煅烧锅，很厚也很重，要小心地把它吊在煅烧炉内，一定要放稳、放牢，使它在煅烧过程中不能有丝毫的倾斜和震动。再仔细地用泥巴封好所有的孔，煅烧过程中不能漏气，这也是非常重要的。

煅烧是一个漫长的过程，要不分昼夜连续烧上四十天，而且对火候的把握非常重要。在这四十天中，每时每刻的火候都要精准到位，这需要十分丰富的经验。

在上千度高温的催促下，金属物质和矿物质开始变得活跃。在原子层面上，它们不断接触碰撞，藏医认为，所有的药物都是有灵性的，而有灵性的药物会包容和接纳。从科学角度来说，这是一种简单的化学反应过程。

四十天后，再将煅烧好的金属研磨成灰，用热水反复漂洗。漂洗的方法是用若干个盆子一级一级地漂洗，目的是把金属灰和其他杂质分离开，最终留下的是高纯度的金、铜等金属灰。其他配料在完成自己的使命后，就被水带走了。

藏医药理论认为，金、银、铜、铁等八种金属，经过煅烧后，它们的灰有助于增强水银的流动性能，并能消敛毒性，所以这八种金属被叫作"能缚八铁"。金矿石、银矿石、磁矿石等八种物质煅烧成灰后，可以吸收水银的锈垢和毒性，被叫作"能蚀八物"。把"能缚八铁"和"能蚀八物"与煅烧过的水银灰进行配伍，最终就完成了佐塔的制作。

制作成功的佐塔能够在清水中漂浮，并像云朵一样散开。当然，这样的检验方法只能检验佐塔的物理形式。据说，专家们已经通过科学验证方法，证明服用佐塔是安全的。

天然的物质，在藏医的手里改变了形态，却没有改变它的本质，多种物质按照制剂配方配伍之后，就有了治病的功能。漫长的历史积累和沉淀造就了博大灿烂的藏医药文化，而今天的人们在弘扬传统文化的同时，又把它的使用价值放大了，把随风飘动的祈祷变成了现实，给人们带来了安康。

● 石头锅里的炼制 ●

在无数双期盼的眼睛的注视下，一个简陋的场所显得如此庄严神圣，四周静得仿佛地上掉根针都听得见。

只见措如·次郎屏住呼吸，小心翼翼地揭开石头锅的盖子。一缕银白色气体袅袅升起，很快消散在风中。他庄重地伸出双手，像捧抱刚出母体的婴儿一般，从锅中取出那38斤重的成品。

众人都紧紧盯住次郎的一举手一投足，好像他在施展魔法一样。次郎将那些成品放进石碓窝中，拿起铁锤又轻又慢地敲打起来，直到把它们全部砸碎。这时，他才仰起头来，对着天长长地舒了一口气，继而泪如泉涌。

但在场的每个人，分明都听见了那轻得不能再轻的3个字："成功了！"沉寂许久的人群突然爆发出阵阵声浪。那是无数惊叹的声音汇集而成的声浪："啊，成功了！""成功了！"……

这是1978年，措如·次郎首次炼制佐塔成功的情景。当时，没有那么先进的器材，炼制的主要器具就是石头锅。

这种石锅是最难找的。因为水银、黄金熔点高，藏医古籍上记载冶炼这些金属用的是一种产于西藏地区的石头锅。如今，这种原始炊具已极其少见，只在偏远农村还有农户偶尔用。这种上小下大的石头锅，由耐火的天然石头打制成金字形，可水煮也可干烤。这正是古籍中记载的炮制名贵藏药的最佳器皿。

石头锅源于新石器时代。藏族先民们靠山吃山，"磨石斧以狩猎，凿石锅以煮食，垒石屋以避寒，佩石坠以驱邪"，由此形成了巨石崇拜和灵石崇拜。那些在西藏地区随处可见的摩崖石刻和玛尼石堆，就是这一信仰的具体体现。

藏族先民们以石为锅，烹煮食物，容器、炊具、汤勺都就地取材，只需要一点盐巴，就能做出一锅美味的料理。传说在远古时代，珞瑜地区是个大平原，天上和地上都有很多珍禽异兽，水草丰茂。但是，奴隶主贪婪而残忍，人民生活十分困苦。为了商量讨债的事，奴隶们带着斧头、铁锤等工具来到江边，在一个高度二尺的灰色皂石岩壁下搭起了一个木架，先挖了一块大石头，又用了二十天的时间加工，一个皂石锅终于做成了。就这样第一个石锅诞生了。

在西藏历史上，百姓们对石锅有一种特殊的偏爱。直到现在，布达拉宫还完整地保存着松赞干布使用过的石锅。据说，西藏历史上的活佛和贵族，都有自己专门的石锅。一些著名的藏药，如佐塔、七十二味珍珠丸等的制作，其核心工艺就是必须使用这种锅熬制。如今，这个工艺已经获得了首批非物质文化遗产保护。

西藏最有名的石锅，出自林芝的墨脱。墨脱是雅鲁藏布江进入印度前流经我国境内的最后一个县，也是西藏东南部最为偏远的一个县。由于雅鲁藏布江大峡谷环境恶劣、灾害频繁，构成了很难跨越的屏障和鸿沟，使墨脱成了高原上的"孤岛"，更被外界传为一个神秘之地，被佛教徒们称为"白隅白马岗"，意为"隐秘的莲花圣地"。

在这里，人们最常用的炊具是一种用皂石制成的锅。这种皂石主要产于墨脱旁辛乡和加拉萨乡一带，尤其是南迦巴瓦峰。南迦巴瓦峰海拔7782米，位于雅鲁藏布江大峡谷内侧，南迦巴瓦，藏语意为"雷电如火燃烧"，又意为"直刺天空的长矛"。

由于气候多变，每年只有7、8两个月才能上山采皂石。因此，每次上山之前，百姓都要准备足两个月的食品和柴火。

不过，真正使用皂石制作的石锅，很少。因为这种皂石有一个特性是质地很软，用手指轻轻一划就能画出一条痕迹。由于皂石质地绵软，很难用机器加工，目前都是人工打造石锅。据说，墨脱石锅只能在当地加工，用钢刀削石，削石如泥；一旦离开墨脱，石头便坚硬如钢铁。

当地百姓在制成石锅后，会将它们放入雅鲁藏布江浸泡30天左右才能使用。墨脱石锅可耐2000℃高温，虽然传热很慢，但同样散热也慢，用它烧出的饭菜有一种独特的香味。石锅一般为圆形，壁薄底厚，因此有时给人的感觉是上窄下粗。锅口两端都有同为一体凿出的两个锅耳，造型古朴典雅。

经医学临床实验表明，石锅含有人体所需的锌、铁、钙、镁等16种微量元素，用得越久对人体越有益。用墨脱石锅炖煮的食物对高血压、心脏病、心脑血管疾病患者有明显的食疗保健作用。

如果你到墨脱旅游，仔细观察一下，你会发现当地很多人家里都有一口大黑锅。这口大黑锅就是从上一辈传下来的石锅。可见，石锅是非常经久耐用的。

随着时代的进步和技术的发展，藏医炮制佐塔等藏药使用的工具也不断更新。如今，藏医们使用的是铸铁的烧锅和特制的炉子，使用鼓风机来吹风，烧的也是煤炭。石锅，渐渐消失在藏药的炮制过程中，成为藏族同胞以及爱好者们的收藏品。但不管器械如何改变，藏药的药效不会改变，藏药的文化内涵也不会改变。

● 独特的加持仪式 ●

千百年来，藏医藏药和藏传佛教就好像是一对孪生兄弟一样，一直紧密联系在一起，藏医藏药也因藏传佛教而被蒙上了一层神秘的色彩。藏医离不开藏传佛教，藏医从来都不是作为一个单独的学科在传播，它是作为一个藏传佛教知识体系十大学科中的一科，和佛教一起传播。

而藏药的加持仪式，更是让这一层神秘蒙上了虔诚的面纱。

加持，即是开光，藏语称为"门珠仪式"。在西藏，每到固定的日期，制作藏药的佛寺就会举行藏药的开光加持仪式。藏药加持是通过提醒、感恩、供奉、唱诵、祈福等有序的程序来为藏药原料、配制场所、制剂成品进行加持，祈愿配制的藏药疗效灵验的一种仪式。

在藏人心中，凡是经过"门珠仪式"的藏药，药效和药力都会成倍的发挥。甚至有藏族同胞会将开光加持后的藏药佩戴的胸前，认为这样也会受到佛法的护佑，一旦生了疾病也方便第一时间取用。

在早期的西藏，藏药都是由寺庙中的僧侣采集、制作而成，僧人们由于修行佛法，常常在制作藏药的同时诵经祈福。因此信徒们认为僧人制作的藏药自然也带有佛法，疗效也会更好。藏药与佛法就像孪生兄弟，在西藏这片土地上落地生根，逐渐发展壮大。随着藏医药文化的发展，佛寺开始专门为藏药举行特殊的加持仪式。

藏药材的加持仪式，最早可追溯到公元8世纪宇妥·云丹贡布时期。藏历第十二饶迥火鸡年（1696），第司·桑结嘉措创办药王山藏医学校时，决定定期开展藏药材加持仪轨，使之得到较快的发展；藏历第十五饶迥土鸡年（1888），十三世达赖喇嘛土登嘉措委托摄政王德木·呼图克图（职务名）洛桑成来饶结（人名）为了政教大业和众生的安康，将这一活动固定下来；1959年，西藏和平解放后，西藏藏医院院长强巴赤烈在1988年恢复了这一历史仪轨，让这个仪式再一次发展起来。

每年藏历6月8日到15日，西藏自治区藏药厂都会准备藏药材修供仪轨。所有采摘的药材都必须通过这个加持仪式之后才能加工，这是藏药最为独到的工艺程序。仪式的主持者是藏药炮制国家级代表性传承人丹增平措先生。他说，经过门珠加持仪式后这些藏药的药力和药效会得到成倍地增加。

在药厂200平方米的藏药材加持法会大厅，首先映入眼帘的是大厅中央装扮得漂漂亮亮的两座坛城，一座是药师佛坛城，另一座是藏药材修供坛城。那段时间，藏医们穿着庄严华丽的衣服，每天的活动内容不尽相同，包括火供、佛乐伴奏、合诵《宇妥心要秘诀》等。

其中有一个活动是修持"耸踏"绳。"耸踏"是一条彩色毛线绳，贯穿法会全场的每一幅药神唐卡和神器并连接到药材库。藏医们通过诵经等方式，让这条彩色的毛线绳具备了一定的能量，并通过这条经过诵经加持的毛线绳将《宇妥心要秘诀》的力场传达到藏药库里的原料上，达到增强药效的目的，需24小时连续值守。

拉萨的老百姓信息很灵，每年的加持法会都会有很多人过来，磕头念经、点香上供、聆听《宇妥心要秘诀》、参拜药师佛，体会藏药材修供仪轨的庄重和祥和。人们走进这个大厅，在酥油灯散发出的芳香中，聆听令人肃然起敬的宗教音乐声，在坛城下顶礼膜拜，磕着长头，祈祷所有的疾病都远离自己。

说起这个能为藏药增加功效的藏药材修供法会，73岁的丹增平措很是自豪。他说藏医药学的发展深受藏传佛教的影响，藏药的采集炮制制作要严格遵守一定的宗教仪轨。丹增平措介绍，按照祖先的惯例，西藏藏医院每年举办一次修供法会，祈愿药物效果灵验。经过加持，藏成药才能达到理想的形状、呈现出所需要的效果，而庆典仪轨本身的效果和药师念诵的咒语的效果等，都能集中发挥到成药上。这样生产出来的藏药，是与众不同的。

为什么必须经过加持仪式才能生产藏药呢？

藏药认为，通过开光加持仪式这种形式，能够进一步约束从事藏医药的僧侣。这是从信仰的方面要求从事藏医的僧侣们在藏药的采集、炮制、配伍等全过程，要有更强的责任心与使命感，从而保证藏药的质量和效果。

对信仰佛教的西藏人民而言，藏药的开光加持也是一种有效的心理暗示疗法，在精神层面给予了病人更多的慰藉，达到减轻病人精神痛苦的效果。这与现代医学中的心理学、心理疗法有着类似的效果，不得不承认二者之间有着异曲同工之妙。

丹增平措说，同样的药材制成的同样药品，藏族同胞们更愿意使用经过法会加持的产品，因为他们相信这样的药品被赐予了一种神奇的力量。病人们私底下也会交流，说这个药没有加持，那个药是加持过的，是否经过了加持是完全不一样的，它的信赖度和公信力完全不一样，经过加持的药病人信得过，用得放心。念经加持能使功效得到巩固和加强。

在漫长的历史进程中，藏医学伴随着佛教的发展而发展，受到藏传佛教很深的影响。在西藏地区一些大的寺院，一般都设有专门传授医药学知识的"曼巴扎仓"，即医学院。藏传佛教的高僧活佛一般对藏医药学也有着很深的造诣，一些治疗西藏地区疑难多发病的传世秘方就是在寺院中以师徒传承的方式延续至今。

藏医在诊病施治时，往往要有诸如念经、祷告等行为，之后诊病治病也往往能立显神效。在藏药的采集、炮制、制作过程中也同样有着严格的规定。药品制成后，还要按宗教仪规进行加持，由全体僧侣诵经七天，祝愿药物效果灵验，因此真正的藏药，必须具备传承秘方、特殊炮制、超能加持三个条件。

藏医藏药这些浓厚的宗教色彩实际上体现了藏医药学与藏族天文历算学之间的密切关系，同时也包含了心理疗法、暗示疗法等现代医学和心理学内容。揭开藏医药学神秘的面纱，展现在我们面前的是一门古老而又新兴的民族医学，其系统完整的科学理论体系是远非宗教色彩所能包容的。不论从哪一个方面来说，藏医药学都是一门极其严谨、科学的传统医学理论体系。

藏药甘露加持仪式项目于2013年被列入西藏自治区级非物质文化遗产名录。

一盏灯，能照亮方寸世界；一粒药，能缓解疾病之痛。点亮心中明灯，才能用爱与慈悲感化万物。这或许就是藏药加持的最终意义吧！

● 古法炮制的传统在延续 ●

西藏自治区的林芝，天高水长，云淡风轻，外在的是大自然神奇伟力造就的奇特景观，内在的是由纯净的水、土壤、空气、阳光共同促生的药用植物。这里是野生藏药材的绿色净土。

在林芝的深山里，一个叫南伊沟的地方，在海拔3600多米的隐秘山林里，有一个天然的石洞，叫甘露洞，是西藏人民心中的圣地。1000多年前，宇妥·云丹贡布来到这里，发现了这个冬暖夏凉、能遮风挡雨的天然石洞。

在石洞的深处，常年流淌着清澈的泉水。当地的百姓告诉他，这个泉水有强身健体的功效。于是，宇妥·云丹贡布就在这里召集几百个年轻人，开始传授藏医药知识，并带领学生采药、制药。慢慢地，这个山洞演变成了有史以来的第一个藏医学校。

直到今天，走进这个洞穴，我们依然能够看到那些古老的制药工具，石锅、石锤、石棒等整齐地摆放在那里，让后来人强烈地感觉到曾经的辉煌。

为了使宇妥·云丹贡布的藏医学校留传下来，如今在甘露洞的脚下，开办了一所藏医学校。面对即将失传的各种制药工艺技术，这所藏医学校通过培训、进修、师带徒、邀请交流等各种手段将它们传承了下来。

藏药材加工炮制是根据临床治疗、配制的需求，对药物进行各种加工炮制，炮制的目的是去除杂质和非药物部分，消除或降低药物的毒性，改变或缓和药物的药性与药效，提高临床治疗效果，便于配制制剂和贮存等。

例如，佐塔的炮制就已有上千年历史，是藏药最尖端的技术，囊括了藏药炮制技术的全部精华，也是藏医药文化中一个神奇的亮点。在整个炮制过程中，始终伴随着浓厚的传统文化习俗。

在炮制佐塔的过程中，就使用到了藏医药常用的各种炮制方法，如火制法、水制法、水火合制法。下面我们来详细看看这些炮制方法的独特之处。

首先是火制法。火制法包括煅、烫、炒、炙、熬五种方法。煅，如炮制佐塔时将金属放在明火上煅烧；烫，如将砍成细条的羚羊角埋入沙中，烧火加热，待其变软、微黄时取出备用；炒，如将刀豆放入铁锅中，加细沙拌炒；炙，如将热炼过的寒水石加等量的西藏北部方块自然盐拌炒后，再倒入青稞酒加盖盖好闷泡过夜后，取出晒干备用；熬，如将甘草等植物药切碎，放入锅中煎熬。

其次是水制法。水制法有洗、淘、泡三法。洗，即洗净药物所含的杂质；淘，即将药物放入清水中反复淘洗，待药沉淀后，倒去上面浮水，取下面的沉药备用；泡，如将铁等物质与诃子一起泡，泡一定时间待其溶化后，晒干备用。

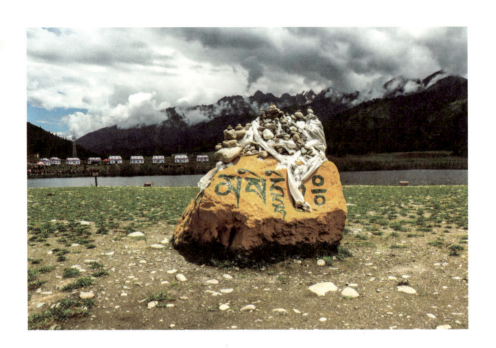

最后是水火合制法。水火合制法有淬、煮、蒸三法。淬，如将寒水石块放在高温中烧药，然后放入牛奶中淬火后完全溶化成白色药泥，晒干后备用；煮，如将马钱子去毛后放入牛奶中煮后洗净晒干备用；蒸，如将不用去毒处理的肉类药物蒸熟后晾干备用。

我们可以想象，在千百年前，藏药炮制借助的工具都很简单，常用容器可能就是做饭的石锅。那个时候，没有天然气，火源来自牛粪或者木材。但就是在这样艰苦而简便的环境中，老藏医们一步一步探索着，从而建立了如今全面的藏药炮制工艺。

在这个过程中，老藏医们付出的不仅仅是精力和时间，有时候还有生命的危险。例如，在炮制佐塔的过程中，因为水银有毒，需要经过炮制才能降低毒性。但在古代，炮制佐塔几乎没有任何隔离措施。我们甚至可以想象这样一个画面，在牛粪燃烧的熊熊火光中，老藏医们沧桑的面孔满含着坚毅和执着。

当然，除了这些炮制工艺，植物类药材的炮制方法主要有挑选法、筛选法、淘选法、去核法、切质法、打碎法等6种方法。

挑选法是指人工挑选去除藏药中存在的杂质、非药用部分和变质失效部分，以免对药物疗效产生影响。

　　筛选法是指根据藏药药物以及杂质体积大小方面的特点，选用规格不同的专用筛具，以去除藏药中存在的各种砂石及杂质，使其恢复洁净。

　　淘选法是指在去除藏药表面残留杂质以及泥沙的过程中，用大量的青稞酒、胡麻油或清水进行反复淘洗，以达到提高藏药纯度的目的。

　　去核法是指将一些果实类藏药药材中无药用价值的果核剔除，以单纯使用果肉，如用去核法对诃子以及毛诃子中的果核进行处理。

　　切质法是指将常用藏药材包括沉香、檀香、西藏猫乳木等乔木类药材及锦鸡儿等亚灌木类药材的根茎切成小片。

　　矿物类的藏药主要使用打碎法，也就是将矿物质类块状药物经过打碎处理，形成小块状药物，然后通过洗净、加工等一系列处理，为制备制剂提供方便。

　　藏药炮制是藏医先辈们在长期实践中，不断摸索、改进、优化后得出的复杂、严谨、要求极高的工艺。可以说，没有藏药炮制技术，就没有藏药；没有藏药，也就没有藏医。

　　2013年，西藏自治区藏医院院长占堆被推选为国家级非遗项目"藏药炮制技艺"传承人。作为传承人，占堆院长在藏药传统技艺传承上有着自己的看法："传承，就是把藏医药几百年来的精华部分继承下来，并发扬光大，但不应该是固守的传承，现代科技成果该应用的还是要应用。"

　　历史的车轮滚滚向前，现代化的技术设备蔓延到各个领域已经不可避免，藏药炮制工艺应用现代技术愈发的纯熟了，炮制效率得到大大的改善。这一点，走进自治区藏药厂就能体会到，火源不再是木材和牛粪，容器不再是简易的铁锅，工人们身着统一消过毒的工作服。当然，还有完善的隔离措施。

　　如今，藏药的炮制技术越来越成熟，藏药也越来越受到人们的关注和喜爱。随着社会的进步与发展，藏医药也改变了过去封闭、停滞和萎缩的状态，形成了面向世界的开放态势，呈现出一派勃勃生机。

第九章

玖

神奇的藏药

仁青常觉被称为藏药之王，藏药中的百病克星，需要160多味药材炮制，是藏医们千百年经验的结晶；一粒七十味珍珠丸能换一匹马，是藏药里最顶级的、最具代表性的名贵珍宝类藏成药之一；松石养心又养身……神奇的藏药总能带给人惊奇。

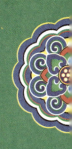

● 青藏高原160多味药材炮制 ●

仁青常觉，1000多年前诞生在雪域高原，已被列为国家首批非物质文化遗产名录。它的配制需要160多种药材，是藏药成方中配伍药材最多的品种。其中，在配制过程中需要运用佐塔，而佐塔的加工需要30个人不间断地工作两个月才能完成。仁青常觉对消化及肝胆系统疾病有显著疗效，复杂的炮制工艺代表了藏药制剂的最高境界。

1921年，十三世达赖喇嘛的太医斋康·强巴土旺继续进行"水银加工"的实践，成功地配制了仁青常觉、仁青芒觉等贵重药品，并将其技术传授给弟子钦热诺布及药石山的次成坚赞、朗杰、措尼拉、拉鲁果巴、仁增伦珠等。钦热诺布多次成功地进行"水银加工"的实践，并将技术传授给班丹坚赞等众多弟子。班丹坚赞又将此技术传授给结丹增曲扎、吧玛曲培等弟子。

仁青常觉成方于公元8世纪，始载于藏医古典巨著《四部医典》，是根据藏医学原理，选用生长在世界屋脊特殊生态环境下天然、珍贵、稀缺的藏药材，采用现代科学方法和传统工艺相结合精制而成。经过1000多年的临床实践证明，本药品对陈旧性胃炎、胃溃疡、慢性萎缩性胃炎、关节炎、肝胆等疾病具有独特疗效。

1997年，仁青常觉被国家卫生部批准为国家小药保护品种。该产品是名贵藏成药之一，在所有的藏成药中具有"宝中宝，百病克星"之称，被列为藏药名贵珍宝药品之首，沿用至今。它的独特功效，驰名中外，备受国内外医学专家和广大患者的喜爱。

配制仁青常觉需要160多种药材，其中包括120多种植物药材和30多种矿物药材及动物药材，如藏红花、熊胆、牛黄、麝香、松石、佐塔。植物药材最好选用生在青藏高原特殊生态环境下的天然、稀有的藏药材。有些草药需要生长10多年才能入药，而有的草药又需要在特定的地方采集，这些都增加了配制仁青常觉的困难。

随着全球气候变化，原本常见的野生药材越来越难寻觅，想要准备齐全这160多种药物，通过一人一己之力已经不能够完成。但人工培育的成功，

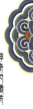

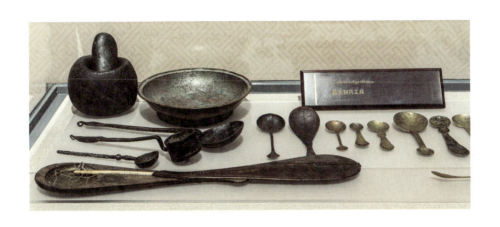

为仁青常觉等珍贵藏药的配制提供了方便。

例如，大花绿绒蒿是配制仁青常觉不可或缺的重要药材，但这味草药已经濒临灭绝。为了保护这味草药，2014年，西藏自治区藏医药研究院濒危药材人工种植技术实验研究基地首次进行人工培育，并获得了成功。

不过，人工培植的药物和野生的毕竟不一样，因此还需要对它们的种子进行"种质分析"和"指纹图谱测试"等各种研究，确保人工培植的种子基因和野生绿绒蒿的种子基因，吻合度达到99%以上，才能证明培育彻底成功。

仁青常觉是一味对胃病特别有疗效的药，深受老百姓喜欢。处于高原的藏族人民，世代以糌粑、牛羊肉、酥油为主食，甚至以前的藏族人还喜欢吃生肉。生肉不易消化，自然会加重人们消化系统的负担，导致很多藏族人的消化系统不健康。

再加上藏族牧民以前是逐水草而居，饮食没有规律，很少吃蔬菜，这些都很容易导致胃肠疾病的发生。在与疾病的斗争中，藏医们对消化道疾病有深刻的认识和丰富的临床经验。可以说，仁青常觉就是藏医们千百年来经验的结晶。

仁青常觉以藏医理论体系中的核心内容"隆、赤巴、培根"三因学为依据，目的是调整"隆、赤巴、培根"三者之间的协调关系，平衡调理，正本清源，以补脾益胃为基础，全面滋补脏腑功能。现代医学研究表明，仁青常觉在保护胃黏膜、调节胃酸分泌及助消化方面确实有功效，它还具有解毒、抗菌消炎，兼具免疫促进及补益作用。

在20世纪80年代初，印度有一个化学药品厂发生大爆炸，当场死伤无数，

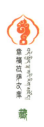
当年的新闻曾大肆报道过。爆炸现场附近居住着很多西藏人，他们当中有中毒的，但也有一些百姓只是略微感到晕眩，甚至有些人完全没有中毒的迹象。

当地的医院对这一批藏族同胞的免疫力都感到不解，就派专家特别研究这些无中毒或只轻微中毒的藏族同胞，发现他们的共同之处是凑巧都在那天或者几天前服用过仁青常觉。由于这种药的抵毒功能强大，有几个人只是带了几粒在身上并没有服用，也得以避免严重中毒的命运。

自古以来，藏族同胞就有将仁青常觉制作成药丸随身携带的传统，以防止各种中毒或不良环境带来的影响。

居住在拉萨的白玛本说，2017年的时候，他胃痛得厉害，在配合医院治疗的同时，一直吃着仁青常觉，药店里都有售，40元一袋，一袋有7粒，分7天吃完，藏药购买都是可以走医保的。白玛本说，他从小到大没有打过针输过液，都是吃藏药调理，他很信服藏药的疗效。

如今，藏药和糌粑、酥油茶一样，在每一个藏族百姓的家中随处可见。即便是非常珍贵的仁青常觉，也不再只是特权阶级才能服用。当藏族老百姓觉得自己需要服用的时候，他们随时都买得到。

● 一粒"七十味珍珠丸"一头牦牛 ●

"尼玛"，在藏语中是"太阳"的意思，象征着光芒与希望。在青海藏医院中，已经80多岁的老藏医尼玛，无疑是这片雪域高原上最温暖的阳光，照进了藏族同胞的心中。

人们常常这样尊称他：阿克尼玛。作为藏药七十味珍珠丸佐塔炮制技艺的国家级代表性传承人，他真的可以说是为藏医药文化的传承和发展贡献了自己毕生的力量。

在藏医诊疗方面，尼玛具有高超的医术和丰富的经验；在藏医药科研方面，他同样做出了巨大贡献。他对藏药炮制的研发，采药、鉴别、筛选、配料、投料、加工制作、品种鉴定等环节，几乎都精通。他主持、研发的藏药七十味珍珠丸佐塔制备工艺和藏药"阿如拉"诃子配制技术被列为国家级非物质文化遗产保护项目。

多年来，为了研发更多更好的藏药制剂产品，尼玛带领团队先后走遍了巴颜喀拉山、布尔汗布达山、祁连山、大坂山等十几座大山，这些大山平均海拔4000米以上；他们还走访了青海塔尔寺、甘肃拉卜楞寺以及瞿昙寺等十几所寺院，采集藏药药材，学习藏药炮制工艺。在他的带领下，他的团队生产出了一批批高效藏药制剂药品。虽然已经是耄耋之年，尼玛为确保藏药制剂产品的质量和疗效，仍然坚持参加野外采药。

作为藏药七十味珍珠丸炮制技艺的传承人，尼玛老师以师带徒、传帮带的形式完整保留了七十味珍珠丸佐塔炮制的独特技艺。承藏医药之根，兴藏医药之魂，藏药的传承需要一代又一代藏医药人用心去引领。

尼玛老师主持的七十味珍珠丸炮制技艺一直被视为是藏医药领域内技术水平高、工艺复杂的炮制工艺，不仅周期长、难度大，而且炮制流程十分讲究，具有很强的实践性和研究性。

七十味珍珠丸，藏文译音为"然纳桑培"，是藏药里最顶级的、最具代表性的名贵珍宝类藏成药之一。经过"黄金炮制法"加工而成的佐塔入药的七十味珍珠丸，具有鲜明的包容性、显著的地域性和强烈的民族性。七十味珍珠丸不可缺少的关键成分，是佐塔。把其原料经过40多天时间、300多道工艺流程的炮制，使之含有金、银等八大金属、八大矿物质就做成了佐塔。佐塔这种化合物不能单独成药，但只要加入其他配方，就能发挥出化腐朽为神奇的功效。佐塔是七十味珍珠丸最重要的成分之一，可以说，如果七十味珍珠丸没有佐塔成分，就失去了药用价值，也不会成为名贵珍宝。七十味珍珠丸这样一种名贵的藏药，是由珍珠、藏红花、牛黄、麝香、玛瑙、珊瑚、黄金等70味珍贵药物炮制而成的。它被藏族同胞们誉为起死回生的药，曾荣获国家银牌奖。以前，一粒七十味珍珠丸能换一头牦牛，普通百姓很难得到。20世纪90年代初期，西藏地区最好的礼品之一便是一盒七十味珍珠丸。如今，在西藏很多地方，老百姓们常将这种药作为珍贵药品贮存，以备治疗重病、急病之需。七十味珍珠丸成方于公元8世纪，藏医巨著《四部医典》第一次记载了它的药方。根据藏医学原理，它的药材必须要选用生长在世界屋脊特殊生态环境下的天然珍贵、稀有的藏药材，并严格按照传统工艺的制备方法，带着严肃、虔诚的心精制而成。七十味珍珠丸在采药、炮制、配方上都必须要遵循古法。1000多年的临床实践证明，在治疗疑难杂症方面，

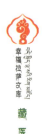

七十味珍珠丸体现了藏药比其他医药更具优势的一面。正因为如此，它被列为名贵药之首，1997年被国家卫生部批准为国家中药保护品种。

洛桑多吉，七十味珍珠丸配伍技艺的国家级非物质文化遗产项目代表性传承人，西藏甘露藏药股份有限公司的党委书记。洛桑多吉的经历很传奇，他做过赤脚医生，也当过药剂师，还撰写过藏医药学专著。他对藏医药的爱超过了一切，并为此默默付出，最终收获了个人的荣誉和美满的生活。

洛桑多吉为藏医药事业的发展和继承奠定了坚实的基础，也为保护和传承藏医药，特别是藏药七十味珍珠丸配伍技艺采取了多种新的措施。

（1）注重原料药材加工炮制传承人的培养。

（2）加强藏药新剂型的研究和炮制，在自治区藏医院临床上使用后，得到了患者和医护人员的好评。

（3）重视保护成果的理论化，先后编写了《坐台炼治秘诀》《传统藏药加工炮制实践库》《甘露藏药使用指南》《常用藏药采集手册》《源远流长的藏医药理论》等论著，受到了诸多专家和同仁的好评和称赞。

（4）鼓励科研单位进行野生变家种的研究，加强濒危药材的迁地保护，开展人工繁殖和规模栽培，同时研究濒危品种代用品。

洛桑多吉说："我这辈子少说也见了有2000多种药材，在旧社会，一粒七十味珍珠丸能换一匹马，我深知它的宝贵。我在青海、云南、四川的藏族聚居区都收了许多徒弟。我不求回报，只盼望能将七十味珍珠丸配伍技艺一代一代传承下去。古人云，朝闻道夕死足矣，藏医学是一本高深的大书，我倾尽一生愿能读懂它的一页。"

七十味珍珠丸的传承离不开这些藏医大师们的坚持和执着，他们用自己的言行彰显了大医的风骨，诠释了大医的意义，为健康西藏、健康中国做出了应有的贡献。

● 松石，养心又养身 ●

天珠，藏语称为"瑟"，在西藏延传至今已有几千年的历史，为藏密七宝之一。藏族同胞认为，拥有一颗天珠，需要很大的福气和缘分，拥有它的人，一生都充满了无限的福慧。

据说，在三四千年以前，火星的陨石坠落在喜马拉雅山脉矿区，天珠原矿在猛烈撞击下产生了十四种火星上的元素，尤其是"铽"元素的磁场能力最大。也正因为如此，天珠具有让人难以理解的神奇感应。

天珠的神秘，还在于它独特的镶蚀工艺。据说，这种工艺已经失传，尽管日本、台湾地区都曾有匠人试图制作天珠，但都没有成功。这种独特的工艺，让天珠变得更加遥不可得。

有限的数量且数量还在不断减少，已经失传的镶蚀工艺，再加上宗教文化的渲染，让西藏老天珠蒙上了许多神秘的面纱。而藏医将天珠入药，更是让天珠的神秘性又推高了一个层次。在藏医药典籍中，有几味制成药图文明确记载需要天珠的粉末。

"早些年我在西藏收了很多断掉的珠子，那个时候断的珠子很便宜，后来，会有藏药厂的人过来跟我们收，是按克收，为了入药，那些珍贵的天珠每次可能只削一点点，所以可以看到一些天珠上面有些'药挖'。"尖措说。尖措，西藏一位天珠收藏爱好者。他说的"药挖"，是指在一些天珠上，会看到有一些只有几毫米的小坑，这些小坑就是所谓的"药挖"。

尖措从他收藏的天珠中找到一些有药挖的天珠，以此来证明真的存在天珠入药这一说法："很有可能天珠和玛瑙并不是完全一样的物质，如果它们是同一种属性的东西，那么藏药就没有必要舍便宜求贵，藏药是很讲究传承的，一定得是藏医根据病人的情况按照原始的配方配药，才能有药效。"

其实，不仅仅是难得一遇的天珠，很多金属矿物都被藏医入了药。藏医药使用黄金和白银以及珊瑚、猫眼石等珍贵宝石入药，藏医药认为这是藏药的精髓和灵魂。那些治疗疑难杂症效果很好的珍贵藏药，几乎都有金银和宝石入药。

传统医学观念认为，有毒有害的矿物质，如水银、铅、朱砂，最好不要接触，更别说入药让人吃了。但藏医通过藏族传统特色的去毒加工工艺后，这些有毒的矿物质也被大量运用到藏药里。令我们感到惊奇的是，有些非常珍贵的矿物，如珊瑚、玛瑙、猫眼石，以及黄金、白银，也被作为药物加入了很多种药物的配方中。

藏医药把原药分为三大类：即植物药、动物药和矿物药。目前有药用记录的藏药达2294种，常用的有300多种。其中植物类200多种，占70%；动

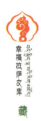

物类40多种，占12%；矿物类40多种，占14%。

矿物类含珍宝类药物，这类药物分为上品珍宝和普通珍宝，有不熔、可熔两类。不熔性珍宝在火中烧也不熔化，如玉、珊瑚等42种；可熔性珍宝在火中烧时会熔化，如金、银等15种。

石类药物，这类药物也分为不熔、可熔两类。可熔药物如银矿石、铜矿石等14种；不熔药物如赭石、赤石脂等48种。

土类药物，这类药物分为自然和加工炮制两类。自然土类药物如红土、禹粮土等14类；加工炮制的土类药物如硫磺等3种。

盐碱类药物，这类药物分为天然品21种、配伍加工炮制品4种。

藏医认为，这些藏药疗效与珍贵的金属和宝石关系密切。藏族老百姓也认为，一种藏药的质量是高是低，最重要的标准之一就是药里面是否按传统方法足量添加了这些理想的宝贝。

在西藏，我们会发现很多戴着漂亮宝石的藏族同胞们。那些宝石在青藏高原灿烂的阳光下熠熠生辉。这是因为藏族同胞们以游牧为主，逐水草而居，搬家频繁。如果每次搬家都带着大量的物资及财产，非常不方便。于是，他们就将不便搬动的财产换成了价值不菲的宝石。

藏族同胞比较喜欢佩戴的宝石有绿松石和红珊瑚，每当参加什么重大的节日或活动时，他们就会把它们统统戴在身上。这种传承已久的穿戴风俗，早已成为藏族文化的重要组成部分，也让中国传统文化多了一分精彩。更重要的是，在藏族人眼中，松石和珊瑚是有灵性的宝石，它们不仅携带方便，装饰美观，也是不可多得的天赐宝物，能给人带来福气。

将松石和珊瑚当成珠宝戴在身上，祈求眷顾，相信很多人不会奇怪。可真要把它们入药治病，估计不少人怀疑："绿松石和红珊瑚真能治病，它们真的有那么神奇吗？"

在藏药中，有一种专治肝病的药，药效奇好，深受藏族同胞们的信任。经过长期的临床实践证明，这种药治疗各种肝病疗效确切，无毒副作用，是治疗肝病的常用药物之一。这种药叫二十五味松石丸。

顾名思义，二十五味松石丸在制作过程中用到了25种药材，而它的主要配方就是松石和珊瑚。它是一种采用西藏世界屋脊上的纯天然的、无污染的、稀有珍贵的藏药材制成的神奇藏药。在制作过程中，二十五味松石丸采用了松石、珍珠、珊瑚、朱砂、诃子（去核）、铁屑（诃子制）、余甘子、五灵脂膏、檀香、降香、木香马兜铃、鸭嘴花、牛黄、木香、绿绒蒿、船形乌头、肉豆蔻、丁香、伞梗虎耳草、毛诃子（去核）、天竺黄、西红花、木棉花、人工麝香、石灰华这25种名贵药材，经过特殊的炼制方法制作而成。

除了二十五味松石丸，仁青芒觉、七十味松石丸等藏药中也都含有松石和珊瑚等矿物。那么，松石等入药，真的有科学依据吗？

其实，作为一种古老的宝石，绿松石早在3000年前就开始被开发利用了。除了将它用作饰品，另一个功效就是入药治病。

古代波斯人认为绿松石能治疗癫痫病和精神错乱；古埃及人也常用绿松石治疗喉部和肺部的疾病；而藏族人认为从绿松石的颜色变化，就能判断佩戴者是否患有肝病，重要的是他们认为绿松石具有吸出"黄疸肝毒"的作用。

在中国绿松石之乡湖北竹山，制作或打磨绿松石的工人，即便偶尔被绿松石划破手指，但伤口却从来不会发炎感染。据说当地人还有这样一个秘方，那就是喝绿松石泡的水可以治疗腹泻。

可见，松石入药古来就有。其实，在玉石中，很多宝石都具有强大的药用价值。比如，琥珀蜜蜡就被中医誉为"五宝之首"，具有清除体内毒素、提高细胞活力和抗衰老等功效；南红则具有补血养气、加强人体血液循环的功效；珊瑚具有活血安神的功效。

这些宝石，真的是"养心又养身，上身又入口"啊！

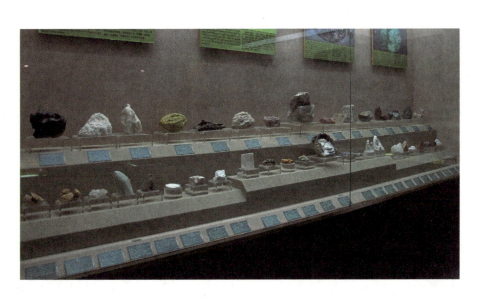

第十章

拾　行医是一种修持

莲花生大师在即将离藏之际，对藏医们做过重要的教诲，告诉他们"身怀菩萨慈悲心，不怀任何贪财心，同情患者治愈病，谢礼药费不计较"。行医，就是一种修持。藏医们跋山涉水穿越红尘，抵达的不是远方，而是内心最初出发的地方。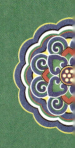

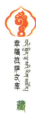

藏医药

● 藏医界的第一位藏族医家 ●

尽管时常被云遮掩，但一旦有阳光照耀，终年积雪的峰顶立刻会闪耀出独特而诡异的光芒，动人心弦。这就是冈仁波齐峰——冈底斯山脉的主峰。

在这座山峰的周围，有一个消失在历史中的古老政权——象雄。象雄，汉史记载为"羊同"，在当地语言中意为"大鹏之地"，是西藏高原最早的文明中心。据专家考证，古代象雄人正是以大鹏作为图腾。象雄鼎盛之时，正好是中原地区唐朝，当时称象雄为"大羊同国"。

距离那曲尼玛不远的穷宗，曾经是象雄的都城。规模宏大的遗址群背靠达果雪山，王国都城的磅礴气势油然而出。如今，象雄都城只剩下一片遗迹，可是依然能让人从残留的遗迹中，感受到这座城池当年的辉煌。

穷宗附近的当惹雍错是苯教徒最重视的神湖，如今，湖边还存有一座修建于悬崖山洞中的寺庙——玉本寺。据说，玉本寺是苯教最古老的寺庙，香火依旧旺盛，而象雄的第一代王就是苯教的缔造者辛绕。

象雄的灭亡，是在振兴吐蕃的赞普松赞干布时期。当时，象雄仍然是统治青藏高原的主要力量，而吐蕃则是偏居东南一隅的小王国。赞普松赞干布为了稳住象雄，将自己的妹妹赛玛噶远嫁到象雄，成为李迷夏的妃子。公元644年，松赞干布的妹妹赛玛噶被象雄王冷落，心里很郁闷。她用一段歌来传达她当时的情况："穹窿银城从外面一看，像个悬崖峭壁，看起来并不美观，但进去一看，里面全是珠光宝气。"希望哥哥能够攻击象雄。

赛玛噶的激将法很管用，赞普松赞干布决定攻击象雄。他先是派出一小股军队，偷偷潜入象雄，趁李迷夏视察的时候，将他击杀。然后他率领大军进攻，将群龙无首的象雄政权一举覆灭。从此，赞普松赞干布统一了青藏高原，而象雄在吐蕃的高压政策下，日渐消失。如今，人们只能从雍仲苯教的经典和零散的史料当中看到这个曾经辉煌的政权。

在今天的巴尔干地区、青海、四川、西藏和印度，有很多人自称是象雄的后裔。毕竟从公元前4世纪到7世纪，象雄曾盛极一时。常松杰普赤西是出生在古代象雄时期的一位杰出藏医学家，是西藏苯教祖师辛绕弥沃齐八个嗣子中的长子。公元400—500年前是象雄苯教医学形成的时期，常松杰普赤西在象雄一带行医。

据《本经格言》一书中记载："在魔王冉巴土吉传播疾病令众生疾苦时期，祖师西绕将其《甘露九经》传授给杰普赤西，后者治愈了众生疾病并带去健康的福音。"另外在《旦巴尼青经》中也有这样的记载："杰普赤西收集了两万种医学疗法。"可以说，常松杰普赤西是古代象雄藏医学创始人。

其实，常松杰普赤西不仅仅是象雄藏医学创始人，他也被藏医界公认是第一位藏族医家。他用象雄文总结苯教医师经验，著成《苯教四续之根本医典》《解毒疗法》等藏医学的奠基医典。

后来的木杂扎海、色妥介晋等众多苯教医者在《苯教四续之根本医典》的基础上，编著成另外三部本医经典著作，统称为《苯医四续》。这是现行《四部医典》的母本，可惜这些医书都已经遗失了。

常松杰普赤西对中毒的诊断和用腹中宝来治疗中毒有一定的研究，著有许多专著。在《敦煌本·吐蕃医学文献》中有许多诊断学论述，其中有如何诊断肠穿孔的记载，写道："诊断肠断（穿孔）与否，可往腹内灌服一钱水银，如从肛门出来则尚有救，可以医治，如水银不出，即是富人子弟也只好准备后事了。"这个诊断方法虽然带有原始成分，但在当时条件下有一定的诊断价值。

这个诊断方法在后来演变为药物试验诊断法。这是藏医中比较独特的一种诊断方法。当对疾病诊断有怀疑时，先用药物进行试探，观察反应，然后再做分析，最后下结论。例如，对急腹症、发炎、疔疮有怀疑，可用五味鲲鹏丸进行试探；对中毒症有怀疑，可用收敛药物进行试探。

帝玛格西·丹增平措的《藏医学要记玛丽巴》一书目录中，在阐述"三种旺布日布"的实践章节时，引用了常松杰普赤西《治毒·雍仲集》的如下内容："苯教祖师辛绕依持苯教护法曾如是祈祷，'当浊世时期的魔鬼化身，利用咒术和毒药残害众生之时，赋予此药消除这些灾难的功效'，此时圣人的钵盂之中灵现五种珍宝药物，把珍宝药物撒向四面八方，祈祷众生得以健康。"

书中还记载，除了法力所得"旺布日布"，也可利用各种动物，尤其是孔雀等的脏器得到这种药。此外，该书还按照药物的颜色、大小等特点分别进行了论述。对解毒药物"旺布日布"的历史、分类及其各自功效方面进行了详细分析，这些足以证明象雄时期的常松杰普赤西很早就在从事医疗事业。

苏喀·洛追杰布在他所著的《知识总论》记载："藏医始于拉托托日年赞时期的说法不可信，因为之前就有苯教医学，而苯教祖师辛绕弥沃齐（常松杰普赤西的父亲）是与佛祖释迦牟尼同一时期降临世间。"这种说法更符合历史的考证。

雍仲苯教源流的著作《格言·格桑项饰》中也有这样的记载："本四续早已盛行，且在聂赤赞普时期处于鼎盛时期，同时期涌现了十二名杰出智者。何为智者？乃苯教医术能够治愈疾病并消除生命危险者也。"

苏喀·洛追杰布对纳塘版《四部医典》进行校正和刻板，以及第司·桑结嘉措再次对《四部医典》进行校订时，后续中都记载有参考天竺、中原、波斯等的医学理论，特别是《法轮王医学荟萃》等象雄医书。《四部医典》中独行菜、宽筋、五味子、没食子、毛诃子等药材的藏文名称均沿用了象雄医典中的药名。敦煌石窟发掘的《藏医火灸疗法》末尾指出，此疗法除了象雄医书，其他文献均未记载。

由此可见，藏医历史可追溯至象雄常松杰普赤西时期，至今已有2000多年的历史，而常松杰普赤西确实是象雄藏医第一人。

● 医圣宇妥·云丹贡布 ●

宇妥·云丹贡布是公元8世纪的一位杰出的藏医学大师，他在藏医学形成和发展史上具有举世公认的无与伦比的地位。他为发展藏医药做出的光辉业绩，一直在藏族人民中广为传颂。

医术高明的宇妥，是病人最高的保护者。

学识渊博的宇妥，是消除灾难最大的救星。

道德高尚的宇妥，是扫除黑暗最好的太阳。

公元8世纪，正值盛唐时期，国家统一、社会安定，医学人才辈出，硕果累累。这时，在西藏高原的雪域天空，也有一颗灿烂的明星冉冉升起。他

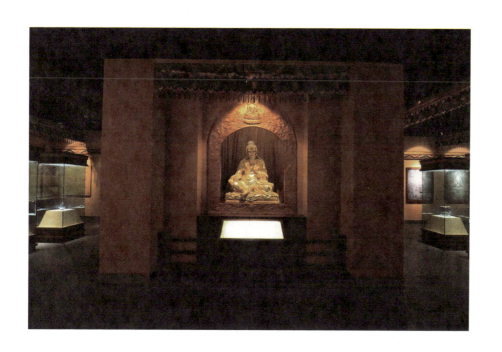

被藏族人民尊称为医圣，他编著的藏医巨著《四部医典》为祖国医学宝库增添了一颗夺目的瑰宝。

公元708年，宇妥·云丹贡布出生在拉萨西郊堆龙吉纳的一个藏医世家。相传在他3岁时，他的父亲琼布多吉就开始教他读经、习医。聪颖敏锐的宇妥在父亲跟前认真学习，表现出了很高的天赋。他的父亲认为这孩子不寻常，"小小年纪，就能听懂很多文字和医学知识"，便更加悉心地教育他。宇妥到了5岁时，他的父亲便开始教授他"甘露话学"和"药师佛修习法"等佛教密宗开许仪轨。

说宇妥3岁就通医道有点夸张，但他确实从小就受到良好的家庭教育和医学方面的熏陶，并跟随他的父亲和师兄格瓦冬吉四处行医，很早就已经名声在外了。他10岁那年，吐蕃赞普梅阿迵听到他的名声，派却伦·达若卡前往召唤他到桑鸢应试，赞普父子命他与昌迪·杰涅卡普等西藏名医辩论。结果，宇妥获得全胜，得到赞普的赏识，被封为王子赤松德赞的御医。

从25岁起，宇妥便离开舒适的生活环境，千里迢迢外出游学。他到过尼泊尔、印度等国家，先后在五台山、康定等地学习汉族医学，积累了丰富的医学知识。青年时代的宇妥，不仅仅具有高明的医术，还具备创新意识。这种开拓进取的精神，也是宇妥能够不断攀登医学高峰的重要保证。

传说有一次，桑耶地区有一个病人，请了很多医生都束手无策，后来求救于赞普。赞普让宇妥为其诊治。宇妥在对病人切脉后说："赞普，如果您想治愈这个病人的话，请把您的马借给我。"

赞普虽然很奇怪，但也同意了。宇妥便将病人的手捆住，然后上马拉着他猛跑起来。这样来回折腾了一阵儿，病人居然真的恢复了健康。赞普非常惊讶："跑马对治疗这个病人有什么作用呢？"宇妥回答说："这位病人内脏有粘连现象，通过适当的颠簸，分离粘连，从而获得了健康。"

宇妥还善于根据不同对象的不同情况大胆创新，灵活运用医疗方法。赞普赤松德赞患眼疾，又疼又痒，非常难受，所以经常用手去揉搓，病情也日趋严重，看了很多医生都没有治好，最后把宇妥请来。宇妥一看就知道问题所在，但要彻底纠正赞普赤松德赞的习惯很难。于是，他对赞普赤松德赞说："您的眼病并不可怕，可怕的是你的肛门七天以内会生出角来，这个角一生出来，您可能就会死亡。"

赞普赤松德赞一听很惊恐，连忙请宇妥想办法治疗。宇妥说，办法是有的，就是比较难做到，希望您每天用手按摩肛门。

赞普赤松德赞遵医嘱照办了，七天后果然治愈了眼疾。原来，赞普赤松德赞有用手搓眼睛的习惯，在治疗过程中依然控制不了自己，因此就算用再多、再好的药也无济于事。只要不再用手搓眼睛，眼疾自然就好了。赞普赤松德赞因为每天用手揉搓肛门，当眼睛痒想揉搓的时候，一想到手不干净，就控制住了。再加上心思都在肛门上，也不怎么管眼睛了，结果眼疾反而自愈了。

当然，任何一个优秀的人，他的人生都不会一帆风顺，因为总有人嫉妒他，也总有某些势力害怕他。在宇妥37岁那年，他就被当时的宰相郎那陷害，先是被关进监狱，接着被流放到洛差卡。洛差卡地处偏远，愚昧落后，甚至有人吃人的现象。宇妥凭借自己的机警、高超的技艺以及正直善良的品格才免除了杀身之祸，战胜邪恶势力，被赞普赤松德赞请回宫廷。

从此以后，他开始走出宫廷，四方行医，考察民间医药情况，或讲学，或访问，总结研究成果，在攀登医学高峰上永不停息。45岁时，他经历十年的辛劳，终于撰写成名传千古的医学巨著《四部医典》。55岁时，他聚集门徒300多人，其知名门徒遍布吐蕃；藏历水鸡年七月十五日辞世，享年125岁。

宇妥医术高超，学识渊博，能言善辩，在学术辩论中常常取胜，负有盛名。有一次，宇妥到外道教派那里与外道的班智达学者玛娃达美辩论，获大胜，竟敲了七次胜利鼓，被赋予"击鼓七次的胜利者"的称誉，被认为是西藏"罕见的圣人"。

宇妥在成功之路上，总是以实事求是的精神被大家称颂。一次，他的老师，中原地区名医东松康瓦问他能否治疗中风病和鸡犬毒病。宇妥很老实地回答说："鸡、犬、中风是三种凶恶的病，我只知道一些简单的病理，但不知道什么医治。"于是，东松康瓦就和他一起探讨，并将自己的三部医书《医治中风生命轮》《医治犬病匕首轮》和《医治鸡病标志轮》赠送给他。

除了在医术上实事求是，宇妥对于病人也是一种实事求是的态度。有一次，一位颅脑损伤的病人前来治病。宇妥诊断后觉得没有把握，就对他说："这病，我治疗的话最后可能也很难见效。"并建议病人找别的专家医治。

病人和家属原本就是慕名而来，便说："你治吧，你怎么说，我怎么做，别的医生我不需要。我就是死也要死在你的手里，不后悔。"宇妥听了很感动，想尽一切办法、利用一切资源为病人做了手术，取得了很好的治疗效果。

宇妥一生谦虚谨慎，他曾说："水勺用多了，罐子也会坏的；骑马骑多了，也会从上面摔下来。"他认为，作为一个医生，就算经验再丰富，也有失误的时候，需要随时提高警惕，虚心学习。

宇妥在医术上总是要求自己精益求精，在藏药方面也是成就杰出。相传藏药瑰宝藏党参的发现者就是云丹贡布。在喜马拉雅山的峡谷之中，他采集到了这种神奇的药材，并将它用于高原上常见的"冈巴病"（皮肤病）的治疗，获得了神奇的疗效，因此将其收录于《四部医典》。

赞普赤松德赞，长年在外劳顿，因高原气候恶劣，遭受湿热疫毒，再加上饮食不节，患上了"冈巴病"。正是"医圣"宇妥用他配制的"藏党参丸"治好了赞普的皮肤病，宇妥也因此深受赞普赤松德赞的赞赏，并赐为"御医"。

在宇妥留传下来的财富中，还有一个非常重要的方面，就是他关于医德的教诲。《玉妥·云丹贡布传》中有很多医德箴言流传甚广，精选几点罗列如下。

（1）医生对病人要一视同仁："把六方俗世的众生，视为自己的父母，爱护他人胜于爱护自己，不论是敌人还是朋友，不加敌视。"

（2）医生要对贵贱使药无别，扶贫济困："对穷人要有悲悯之心，给穷人治病，不要喝酒，病家没有马，不要要求对方牵马来，要自己走去。"

（3）要实事求是，在技术上精益求精："当还不甚了解病情时，就想试着掌握病人的生命而去进行操作，是可鄙的。""老了以后，不要自以为是，认为什么都会，自己不会的要承认，也要当学生。"

（4）对病情要严守机密："医生只有在诊断有绝对把握的情况下，才能向病人透露疾病情况，应该告诉病人他是否能康复。"

......

宇妥虽然生活在1000多年前，但他的思想即便是放在今天看也是开放的，他身体力行，如同藏族其他优秀的儿女一样，为开发和繁荣藏族的灿烂文化，做出了不朽的贡献。他的丰功伟绩，已经被载入史册，后来人将永远记住他。

● "凡间药王" 宇妥·萨玛云丹贡布 ●

藏历第二饶迥土狗年，即1118年，吐蕃年堆阁希热塘地方，一个幼小的生命呱呱坠地了。他就是藏医学鼻祖宇妥·云丹贡布的第13代孙，叫宇妥·萨玛云丹贡布，人称小宇妥·云丹贡布。他的名字与其祖父小斋杰多吉、父亲小琼布多吉排在一起，加上他的儿子小奔曾，孙子小萨鲁多吉智，合称"小宇妥五贤"。就像他的先祖宇妥·云丹贡布一样，宇妥·萨玛云丹贡布也在藏医史上留下了光彩夺目的一笔。为了区分两位，人们将宇妥·云丹贡布称为老宇妥，宇妥·萨玛云丹贡布称为新宇妥。

新宇妥的父亲小琼布多吉人称大贤，精通大小五明，对新宇妥的影响自然不言而喻。他更是在慈祥、贤惠的母亲琼布觉姆班玛俄丹的精心照顾下，身心都得到了健康发展。

在新宇妥幼年时期，他的父亲就已经开始手把手教他学习藏文。8岁时，他便开始钻研大小五明，遍读身边各类藏医药学著作。由于家庭的熏陶，新宇妥对医学方面有很高的兴趣。在学习的过程中，他学以致用，主动为人治病，积累实践经验，小小年纪便在方圆数十里很有名气。

新宇妥和他的先祖老宇妥一样，也是藏医学史上了不起的人才。宋高宗建炎二年（1128），格西饶端·贡却佳赴吐蕃中部地区朝圣中，因患脚气病不能行走，前去找新宇妥医治。新宇妥虽然年龄不大，医术却不低，很快就治好了格西饶端的病。格西饶端对这个10岁小孩的医术赞不绝口，感慨良多。

建炎四年（1130），正在朝圣的格西饶端再次不幸染病。这一次病得更加严重，全身浮肿，多方求治，仍然毫无起色。于是，他慕名求治于当地名医扎巴·恩协坚的弟子卫巴·达马扎巴，并在他的治疗下得到痊愈。

格西饶端对救命恩人感激不尽，遂萌生了学医济世、普救众生的念头。于是，他将珍藏的稀世之宝红瑰玉献给达玛扎巴，作为拜师之礼。卫巴·达玛扎巴同意了饶端的要求，收他为弟子，向他传授《四部医典》等多种经典药籍和药诊医诀。

学有长进的格西饶端常常会想起那位为自己治愈脚气病的聪颖少年，希望能够再一次见到他。很快格西饶端便得到机会，前往阁希热塘地方，将自己所学《四部医典》等名著传给新宇妥。细心的新宇妥很快发现，格西饶端给他的书与他平日所学医书有一些不同之处，很有自己的独到见解，他怀疑这本书很有可能就是祖辈遗失多年的原著。

为了证实自己的想法，他向格西饶端提出了一系列问题，并与其展开辩论。不料格西饶端辩才无碍，应答如流。最后，格西饶端向新宇妥讲述了《四部医典》的来历。原来，这部《四部医典》是名医扎巴·恩协坚在1038年秋从桑耶寺正殿宝瓶柱下发现的，他抄写后将原书仍然放置在原来的地方。后来，扎巴·恩协坚将这本书传给了卫巴·达马扎巴，再由卫巴·达马扎巴传给格西饶端。

新宇妥的疑问得到了解答，《四部医典》的来源可靠正确。他惊喜交加，如获至宝，当即赠送给饶端良马鞍辔及《般若十颂》等贵重礼物。宇妥家族失落多年的《四部医典》原著就这样物归原主，回到了他的后代手中。

通过不断学习实践，新宇妥深感知识是无止境的，他不能局限于家乡这块小小的地盘，应该到更为广阔的世界去看一看。18岁那年，他告别家人，前往印度求学。在古达地方，他拜空行主母贝登逞瓦为师，学习了《青柳续》，又在科毛杰地方学习了《八支》《月王药诊》《益效医经》《宝积》《睡莲》等医学论著，后至锡兰（今斯里兰卡）学习《甘露宝瓶》，在王舍城学习了巴保所著《八支》、大小《闽鉴》《石药密方》等。最后，他在赛朗、柏达等地也学习了许多医典。新宇妥的这次赴印旅程，历时4年，直到21岁那年他才启程归乡。回到家乡后，新宇妥在香巴吉地方，与几位门徒一起行医。

34岁那年，新宇妥再次前往印度，拜杂惹迦等名师学习医学知识，后再从空行主母贝登逞瓦学习《入支凉光精要》《六十五续》等医学论著。回到西藏后，他继续行医治病，教习门徒。这个时候的他，医术已经相当高明，曾数次将濒于死亡的危重病人救活。

在短短数十年时间里，新宇妥先后6次前往印度求学，遍访各地名宿，尽学医典精华，声名大噪。

新宇妥除治病教人，还很重视培养徒众。门下学有长进的学徒有300多人，较为著名的有姜曼·亲赛、巴曼尼玛、敦巴阿才、夏然木尼玛巴、宇妥·索南桑格、格西饶迥等，其中以松敦益协宋成就最大。他尽得《四部医典》经义诀窍精华及师承实践之学，著有《宇妥五身天成》《秘传》《释论注·小集明灯》《臁疮疗法耳传录》等。

新宇妥根据自己的实践，不断充实、增补、改定了《四部医典》，丰富了老宇妥《四部医典》母本里的知识，统一了不同的看法，纠正了错误的观点，阐明了其中包含的深刻含义，还对行文进行了润色加工。在流传后世的《四部医典》里，还依稀能够见到新宇妥为儿子学习方便，用金粉写下的批注，以及为弟子学习方便，用红色颜料写下的提示。

经过新宇妥的校正与补充，《四部医典·总则部》中增补了一些章节；《论述部》增加了茶、药、食等章；《后续部》中补充了《月王药诊》中原本遗漏的精华部分，如诊脉、子母生克等；《医诀部》中也有增补。由此，《四部医典》的名字也发生了变化，叫作《甘露精要八支秘诀续》，这也成了《四部医典》延续至今的一个规范化模本。

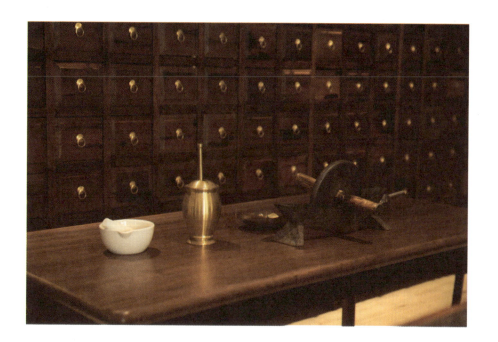

藏历第三饶迥水牛年（1193），一代名医宇妥·萨玛云丹贡布与世长辞，终年76岁。他为后人留下了一大批珍贵的藏医学著作，如《大小八支集要》《巴保医学集要总注·观察宝鉴》《切脉学五章》《小续》《宇妥药珍十八支》《草药大全》《十万拳头》。

新宇妥也被后世人们誉为是"凡间药王"。

● "门孜康"的创建者 ●

富饶、美丽的山南拥有许多西藏历史上的第一，如西藏第一座寺院桑耶寺、西藏第一座宫殿雍布拉康、西藏第一个村庄索卡、西藏第一位赞普聂赤赞普。

这片神奇的土地，不仅是藏族祖先的发祥地，也曾一度是藏族政治、经济和文化中心。藏族佛教文化在这里孕育，很多的伟人名士在这里诞生。其中就有西藏近代史上拥有赫赫功勋的藏医天文历算学家钦热诺布大师。

1883年，也就是藏历第十五饶迥水羊年的五月十三日，钦热诺布大师降生在山南泽当镇甲萨寺附近一个叫甲萨沃玛的村落里。

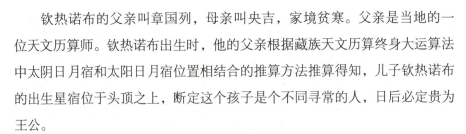

钦热诺布的父亲叫章国列，母亲叫央吉，家境贫寒。父亲是当地的一位天文历算师。钦热诺布出生时，他的父亲根据藏族天文历算终身大运算法中太阴日月宿和太阳日月宿位置相结合的推算方法推算得知，儿子钦热诺布的出生星宿位于头顶之上，断定这个孩子是个不同寻常的人，日后必定贵为王公。

据说，当时很多人听了他的话都不相信，还在暗地里嘲笑：看看他家的情况吧，连吃穿都成问题，还想贵为王公？真是痴人说梦！

不过，他的父亲并没有太关注这个问题，依然对钦热诺布倍加关爱。在钦热诺布10岁那年，他的父母忍痛将他送到阿曲扎仓剃度出家，学习佛法经文和文化知识。以前，藏族普通百姓想让自己的孩子学习文化知识，最主要的途径就是让孩子入寺为僧或者削发为尼。

钦热诺布来到阿曲扎仓后，被赐法名"钦热诺布"，意思是"智慧的珍宝"。在阿曲扎仓期间，钦热诺布除了学习宗教内容，也学习了藏文书法、文法、文学艺术、哲学、逻辑、历算、藏医药等各个方面的内容。学习期间，钦热诺布表现出的智慧和品格，如从不欺压幼小者、耐心忍耐粗鲁者，让他成为寺庙年轻僧人中的佼佼者。

就在钦热诺布入学阿曲扎仓不久，一封西藏噶厦政府的公文被送到了寺院，要求该寺选派一位年轻聪颖的僧人，前往拉萨药王山利众医学院学习医学。寺院的堪布和几个主管经过讨论研究，决定派钦热诺布前往拉萨学习。这个决定，彻底改变了钦热诺布的命运，让他有机会在西藏最高等的医学学府学习深造，并逐步进入神圣的医学殿堂，最终成为十三世达赖喇嘛的御医，创建拉萨门孜康医学历算学院，并成为中华人民共和国历史上第一位藏医院院长。

钦热诺布进入药王山利众医学院，跟随老师阿旺曲丹学习医学著作，开始了寒窗苦读的漫长生涯。钦热诺布的勤学精神在药王山是出了名的。那时，他住得比较远，每天天还没亮就得起床从鲁谷纳泰赶往药王山，每天睡眠的时间只有四五个小时。他的生活也是朴素到了极点，只有一套袈裟，下身穿的副裙破破烂烂，补都没法补，他只得把裙边碎片打结连接起来。药王山的僧人们因此给了他一个绰号：百结者。

虽然老师阿旺曲丹的水平并不高，但钦热诺布还是凭借着自己的勤奋和聪明，逐渐成为所有学员中成绩最出众的学生，以至后来成为精通五明（医学、哲学、佛学、工巧学、因明学）的班智达大学者。

1910年，学有所成的钦热诺布具备了出师行医的资格，被派往拉萨哲蚌寺担任驻寺医生。当时，哲蚌寺有僧人7700人，医生的任务十分繁重。钦热诺布利用所学的医学知识，不但对患者进行医治工作，还亲自配制各种药物。这段经历不仅让他积累了丰富的实践经验，也让他的名声逐渐起来了。

1913年，钦热诺布跟随伦钦夏轧·班觉多吉参加中华民国政府、英政府、西藏地方政府三方的西姆拉会议，一直到1914年9月才返回拉萨。从印度返回拉萨后不久，他便创办了"门孜康"，为西藏培养了数以千计的医学人才。

作为一位老师，钦热诺布是合格的，也是仁慈的。作为达赖喇嘛的御医僧官，钦热诺布大师每天早上都要前去布达拉宫或罗布林卡参加噶厦政府的内廷茶会。可是，有一天早晨，发生了一件令人意想不到的事件。

那天早晨，钦热诺布大师的弟子阿旺益西，来到大师的房间，给自己倒了一杯酥油茶喝。可是，刚喝一口就觉得味道有点不一样，过一会儿感觉嘴唇也有点麻木。他觉得很奇怪，马上查看盛茶的壶。他轻轻一摇，觉得里面有异样，就把酥油茶倒出来查看。

令人惊讶的是，里面竟然有一块赞度（即乌头，一种剧毒的藏药）。他立刻意识到有人要加害大师。

因为大师每天早上都要前去布达拉宫或罗布林卡参加噶厦政府的内廷茶会，所以大师早上喝茶的时候，赞度还没有溶解。要是大师回来再喝，那还了得！他越想越害怕，就马上开始调查，最后发现是一个送茶的学生干的。

他怒火中烧，立刻将那个学生拉到院子里用鞭子抽打。正在这时，大师回来了，看到这个场景后很不高兴。阿旺益西得意地向大师汇报情况，没想到大师并没有立刻责备学生，反而问他："你为什么在我的茶壶里投毒？"学生说，因为他不想上课，只要大师死了，他就不用上课了。

听了这样的理由，大师转向阿旺益西说："你看，他多可怜！这孩子懂什么？他投毒的意图多简单！"作为惩罚，大师责令对阿旺益西进行了同样数目的鞭打。

门孜康管理严格，大师对学员也很严格，有些难以忍受的学员选择逃离学校，投毒事件正从侧面反映了门孜康的管理教育严格。

萨迦格言中说：大海不拒滴水，学者不拒知识。位居高堂、学富五车的钦热诺布一生从未停止过学习的步伐。他在管理和教学授课的同时，拜果洛喇嘛江白若毕罗斋和康参尼活佛江白诺布为师，接受两种不同传承的宇妥心要灌顶和经教传承。

1910年，钦热诺布在哲蚌寺行医时，就开始著书立说，取得了辉煌的成就，29岁就写成了《医说人体绕条月亮宝镜》，之后陆续写有《医海精华》《放血部位综论》《治疗小儿疾病之经验综述》《甲骨金石类药材辨识法》等著述。为了继承和发展藏医历算，他还亲自主持修复并重新绘制了第司·桑结嘉措所制的79幅医学挂图。

钦热诺布大师晚年住在药王山，每天早上早早起来修持佛法完毕，就绕布达拉宫一圈到门孜康给等候在那里的病人看病，然后回到药王山扎拉鲁谷的马头金刚修法洞里进行佛法修持。晚年的大师得了白内障，不能亲自阅读医典经书，他就让秘书念诵相关书籍和资料。

钦热诺布大师不仅仅是医术高明的医生，也是一位得道的高僧，早已将生死置之度外，即便是圆寂时也在修持佛法。

1962年，大师预测自己将在这一年去世。果然，那年的12月24日，钦热诺布大师去世，享年81岁。

● 开眼医术第一人 ●

1899年，昌都类乌齐阳衮寺拉章的喇嘛杰仲·强巴迥奈，在200名士兵的护送下，携妻儿及随从到墨脱白玛岗传教，修建了两座寺庙，建立了"十日跳神会"等完备的宗教仪轨。

杰仲·强巴迥奈是类乌齐寺三大活佛体系中第七世杰仲活佛，在当地享有盛誉。他精通大小五明，尤其在藏医领域造诣很深。他留下的著作有6卷之多，涉及声明学、天文历算、藏医药学等内容。

在白玛岗期间，杰仲·强巴迥奈的女儿央金拉姆于1907年出生。

在央金拉姆很小的时候，她就开始就跟随父亲学习，她记忆超凡，每天能够背诵藏医学理论书籍15页之多。从最初的藏文读写、《三十颂》和《音势论》等语法论著的学习到后来对藏医学专业的攻读，她都以持之以恒、孜孜不倦的精神对待。

央金拉姆在13岁那年开始行医，这时的她已经初步掌握了一套通过切脉查尿诊断病情的医术，在当地小有名气。她遵从父亲的意愿，到藏医院拜师，得到大医师钦热诺布院长的同意。从此，她师从珀东医师等多位名医学习开眼医术，在他们的谆谆教导和自己的孜孜探求下，很快求得真经，掌握了梦寐以求的开眼技术，也就是使用金针治疗白内障的技术。关于央金拉姆学习开眼技术的因缘，著名藏医阿旺平措先生讲了这么一段故事。

1899年，央金拉姆的父亲杰仲活佛赴墨脱白玛岗传教时，随从索本不小心用一块石头打瞎了路边一头牦牛的眼睛。这件事成了杰仲活佛耿耿于怀的心病，他立誓要用行动予以赎罪。后来，杰仲活佛发现小女央金拉姆是一个在医学上悟性极高的可塑之才，便恳求时任藏医院院长的钦热诺布大师为女儿传授开眼技术，希望通过女儿为众多盲人开眼的功德，赎自己当年在白玛岗造下的孽。

学成之后，央金拉姆游历四方，医治了拉萨、昌都等地众多贫穷的盲人，还他们以清楚的世界。央金拉姆在治病过程中，从不收取任何费用，倒是经常向病人提供营养、食物等。来找她看病的人络绎不绝，有很多都是远道而来的贫穷病人，在拉萨没有遮风避雨的住所。央金拉姆就主动为他们寻找旅馆，解决他们的住宿费用。高明的医术，仁慈的心怀，让她深得群众的尊重。

藏医中眼病分为33种，而失明症按起因可分为"隆"引起的、"赤"引起的和"培根"引起的3类，"隆"引起的失明症好比被烟遮盖，"赤"引起的好比被彩虹遮盖，而"培根"引起的则像被雾遮住。失明症按病程又可分为外障、中障、内障三种，央金拉姆擅长对中障、外障的治疗，两者相当于西医中的白内障、视网膜病。

央金拉姆认为，开眼手术讲究最佳时机，如同熟透的苹果最甜一样，当失明症进入完全失明状态，手术效果就会达到极佳，反之效果不明或复发概率极高。进行开眼治疗时需要非常安静的环境，所以央金拉姆的治疗室设在临近拉萨河的尼旭林卡附近。

当时，虽然没有今天意义上的麻醉剂，但由麝香、熊胆、藏红花等配制的汤药起到了很好的麻醉作用。这种汤药用洁净的开水泡后，置于面朝东方的窗外，让清凉、新鲜的东风将其吹凉一夜，第二天手术前用这汤药反复蘸于手术处，具有麻醉、消毒的双重功效。

做开眼手术很有讲究，病人需要坐在厚软的坐垫上，装满东西的麻袋将病人紧紧围绕在中间，以防止病人动弹，这种坐姿要维持一周。藏医开眼技术一旦成功，效果可以达到失明之前的状态。

1948年，不丹国王晋美旺秋因眼睛失明派遣使者来到拉萨，邀请央金拉姆到不丹国医治。医术精湛的她很快治好了他的眼疾，并应国王的恳求在不丹待了一段时间。这段时间，她医治了很多眼睛失明的不丹国病人，因为医术甚高而声名远播。1951年央金拉姆返回西藏后，钦热诺布院长授予她"开眼医术第一人"的荣誉，并颁发证书。

1951～1953年这3年间，央金拉姆和医生阿旺平措一起，到达孜、热振（现隶属林周县）、直孔（隶属墨竹工卡县）、桑日等地进行开眼治疗工作，共治愈300多人。每到一处，他们一般落脚在当地宗政府或某谿卡内，由当地首领向属地群众下发通知，然后一一进行开眼治疗，有时为治疗几个病人必须在一个地方待上一个月之久。

1958年，藏医院院长钦热诺布患上了白内障眼疾。应院长的召唤，央金拉姆离开昌都踏上了回拉萨的征程。那时正值康区叛乱，一路上险象环生，央金拉姆不顾安危，历经九死一生终于回到了拉萨。但当时的拉萨发生了1959年的叛乱和接踵而至的民主改革，耽误了钦热诺布进行开眼手术的最佳时机。直到藏历水虎年（1962）钦热诺布离世，央金拉姆也没能为自己的恩师治疗，没能将自己独有的开眼技术报答恩师，这也许是她一生最大的遗憾。

在《四部医典》等藏医典籍中，对妇科、儿科的病情诊断、疾病疗法具有全面的理论和丰富的实践。但是，历史的长河中有太多难以确定的事情，在某些偏颇观念的影响下，从事藏医工作的医生大多出自僧侣集团，基本都是男性，妇科、儿科这些在医学专业体系中不可或缺的学科也总是备受冷落，几乎无人问津。女性从医总会遭到社会各方面的耻笑，就像瘟疫一样被人排斥，女性医生更是凤毛麟角。

在胆识过人、远见卓识的大医师钦热诺布院长的精心栽培下，央金拉姆这位在藏医领域独树一帜、独领风骚的女性医师，以其个人独特的魅力，成就了一番伟业。在她的带领下，藏医院于1963年招生的新学员中就有不少女性，结束了藏医史上女性医生很少的局面。

"文化大革命"期间，央金拉姆遭到了不公平的对待，遭到了不该有的批斗和摧残。晚年的她，一直被脚疾折磨着。1975年，央金拉姆病故于西藏自治区人民医院，享年69岁。

央金拉姆是20世纪藏医领域负有盛名的女藏医，在那个女人只干家务的年代，她以其惊人的胆识和毕生的努力，成为一名在开眼、妇科治疗领域影响很高的著名医师，为新一代女性医生的出现和女性医疗队伍的蓬勃壮大起到了带头作用。

● 强巴赤列：藏医巨擘 ●

1940年的一天，一对母子毕恭毕敬地站在一个老尼姑面前。老尼姑久久地端详着孩子的面孔，念念有词地掷出手中的骰子，沉思良久，对母亲说："这孩子不能当官，如果当官活不过18岁。但如果学医，将来一定成就伟业，成为雪域高原上的大医生。"

于是，这位母亲就带着这个孩子去了拉萨"门孜康"，向最有名的藏医大师、曾任十三世达赖喇嘛首席保健医师的钦热诺布拜师，从一名小僧侣成长为藏医学界泰斗。

他，就是强巴赤列，在他近70年的藏医生涯中，创造了藏医学界一个又一个奇迹。他学医的地方叫"门孜康"，他的老师叫钦热诺布，"门孜康"的创建者。

这是一位充满传奇色彩的人物，自幼接受严格的藏文学、医药和天文历算的训练，是同时代藏医药的集大成者。

强巴赤列的祖父和父亲在拉萨是有名的医生，因此他家的经济情况比较好。6岁那年，强巴被送到拉萨有名的私人学校学习藏文。老师对他的要求非常严格，考试不及格会挨打，还会让学生们按排名互相打耳光。"可能是因为吃了父亲配制的藏药央金丸（智慧药）吧"，小强巴非常聪明，所以很少被老师打。11岁那年，他以优异的成绩毕业。

生在医药世家的孩子，长大后成为医生自然也是顺理成章的事情，但强巴赤列的父亲却一心想让这个孩子从政。不过，文章开头的一幕让强巴赤列的学医之路变得理所当然："我学医可没有像今天的大学生那样填志愿，是一位女活佛在神像前占梦决定的。"强巴幽默地说。

来到"门孜康"的强巴赤列，每天黎明起床，祈祷、背诵、听课、答辩，学习内容除了藏医学，还包括天文历算和藏语法。钦热诺布大师认为，藏医经典《四部医典》是学生们学习的主要内容，因此要求他们都要背诵。对于记忆力超强的强巴赤列来说，书中20多万字的内容，他只花3年时间就熟记于心，深得老师喜爱。

9年苦读中，还有段"小僧侣抢走小尼姑"的插曲，让强巴赤列的学习生涯平添了一些惊险，他差点为此终止学业。在钦热诺布的众多徒弟中，年轻的强巴赤列长相俊俏，性情善良，他不甘寺院寂寞，爱上了美丽的德钦卓嘎。他们二人一起还俗结婚，这在当时是不允许的。后来，家人和老师选择原谅他们，并给了强巴重新学习的机会。面对这个难得的机会，强巴很珍惜，也因此更加刻苦钻研。强巴和爱人牵手走过了几十年的岁月，这些岁月或风雨交加，或风和日丽，直到1979年德钦卓嘎去世。

1951年，中国人民解放军进驻拉萨，西藏开始了历史上最深刻的社会变革。这个时候的强巴赤列，已经是小有名气的私人医生。有一天，他参观了解放军建立的人民医院，被那里的儿科、妇科的技术深深吸引。他对解放军医疗队的诊治方法产生了极大的兴趣，他想学习汉语，学习西医。"像老虎有翅膀一样，藏医、西医结合治疗，效果更佳是我的远大理想。"强巴这样说。

强巴赤列是最早加入中国共产党的藏族医生。1955年，他随青年参观团在北京见到毛主席，这个情景让他终生难忘。"我不顾一切地走上前去握手，给他老人家献上了一串祖传的紫色佛珠，并把额头紧贴在伟人的大手上，顿觉有一股暖流涌遍我的全身。"虽然入党让一些朋友远离了，但强巴并不后悔。

　　"文化大革命"期间,很多藏医都受到了不公平对待,强巴赤列也走到了人生的谷底,成了"假党员""宗教迷信保护者",被罢官,被批斗。然而"塞翁失马焉知非福",就是在这段时间,强巴赤列写出了10万多字的藏医学教材,包括基础学、生理学、药理学、诊断学、病理学、内科学、外科学等学科。

　　他的工作量很大,经常工作到深夜。由于研读的大多是发黄的木刻书、细小如针尖的挂图说明和一行行蝌蚪般的藏文,强巴的眼睛开始发肿、流泪,到了后来发展到像针刺一般疼痛。就这样坚持了两年,他的右眼失明了。但他编写的教材迅速传遍藏、川、滇、青、甘等五省区的藏族聚居区,被评价为"第一次用现代观点深入浅出、系统总结藏医真正奥秘的科学著作"。

　　"文化大革命"结束后,强巴赤列恢复了院长职务。因为身体抱恙,他无法到医院出诊,但他还是坚持在藏医院的住所里,每天下午为病人看病。他说:"我是国家级专家,国家级专家不能退休。"

　　60多年间,强巴赤列从未离开过临床,从20多岁开始独立采药、背起药箱为病人解忧开始,他就一直把病人当成是自己的儿女。他的老师钦热诺布曾告诉他:"病人是医生的儿女,有钱给治,没钱也要治;当官的给治,乞丐也要治。"对此他一直都记在心头。

　　无论对高官显贵还是身无分文者,强巴赤列的态度始终如一,他无私援助年老体残的病人,还长期免费为农牧区来的学生讲授知识。很多康复的患者和接受过他资助的人,都把他看成是身边的"活菩萨"。

　　西藏是病毒性肝炎相对高发区,根据"赤巴其性热毒应按毒论治"的思路,强巴赤列提出肝胆热症本质为"赤巴"热毒,应该用牛黄青鹏散、欧百尼阿方清肝热,解赤巴的毒邪。高原红细胞增多症是慢性高原病的一种临床类型,强巴赤列系统总结了望诊、触诊、问诊特征,阐明饮食、起居、药物、放血等多种具体疗法,让这种疾病的治愈率大大提高。

　　1990年,强巴赤列担任中国科协副主席,他是中国科协第一位少数民族副主席。强巴赤列主持的藏药治疗萎缩性胃炎、运用现代诊断和藏药方法研究肝炎疗法、藏药红景天和茅膏菜抗衰老等多项研究,都取得了重要成果。他还先后赴尼泊尔、日本、美国、中国台湾等地讲学,为推动藏医藏药走向世界做出了重要贡献。2011年2月21日，国医大师强巴赤列于拉萨逝世，享年83岁。

藏医经典中有句名言："时常乐意为众生谋利益者是人之杰，恰似宝灯，不论油多油少灯芯粗细，无私照尽最后一丝光为止。"带徒、授课、著书，强巴赤列始终忙碌着，他就像一只领头羊，在60多年时间里引领藏医药工作者走过民主改革、社会主义建设和改革开放等各个历史时期，把藏医学的传承与发展带到了一个全新阶段。

● "安多神医" 旦科 ●

2018年2月19日凌晨5点25分，国家级藏医药专家旦科大师在康萨寺圆寂，享年87岁。

旦科又名旦增东珠，佛名洛桑琼焦尔，他曾被评为全国首批国家级藏医药专家，享受国务院特殊津贴，先后担任全国民族医药学会副会长、国际藏医药学术大会执行副主席、阿坝州藏医院院长等职。同时，他编写了医学著作，研发藏药制剂，培养出数千弟子，为藏医药的传承发展播下种子。

旦科的传奇故事，直到今天，依然在草原上流传着……

1933年，在美丽的若尔盖大草原一个普通牧民的家里，旦科出生了。辽阔的草原、淳朴的乡风让旦科拥有了草原一般宽阔的胸怀。

7岁那年，旦科进入若尔盖热当巴康沙寺，成为一名小僧人，开始学习藏传佛教文化知识。旦科天资聪明，很快就掌握了相关知识，并在17岁时成为一名合格的僧人。

1950年，旦科被选派到甘肃的上卡加寺，拜著名的藏医药学家旦巴为师，开始学习藏医药这门学科。一座知识与智慧的宝库，一个更加广阔的天地，在年轻的旦科眼前开启了。《四部医典》《晶珠本草》《医诀补遗》《甘露宝瓶》等藏医药经典著作，让旦科如痴如醉。从此，旦科踏上了追求藏医学的征程。

那个年代，大多数人的生活条件都很艰辛，旦科也是一样，最艰难的时候，他还曾乞讨度日。生活虽然困苦，但旦科追求知识的热情依然高涨。每

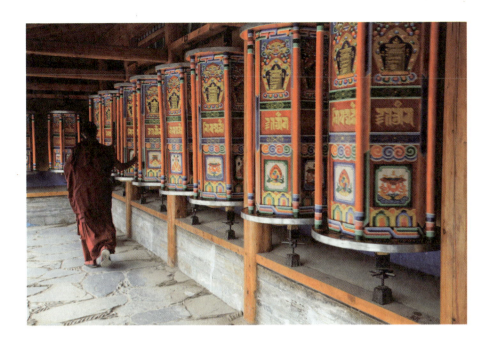

天，当人们还沉浸在甜甜的睡梦中时，旦科已经在柔和的晨光中诵读；夜晚，当人们已经进入梦乡时，旦科仍然在枯黄的油灯下潜心学习。

每个人成功的背后，都有数不清的艰辛和付出。正是这种不畏艰辛的精神，使得旦科的藏医药水平在同伴中脱颖而出。出类拔萃的他在1957年被选派到拉卜楞寺闻思学院深造。拉卜楞寺是所有学医的僧人心中的学习圣地，能被选派到这里学习的僧人都是非常优秀的。

浓厚的学习氛围和系统的学习让旦科对医学的热情达到了前所未有的高度。他先后拜师格西求觉尔仓、阿坝求坚仓、丹巴等藏医专家，更加系统地学习了《四部医典》，获得了广博的藏医学知识。两年后，旦科回到红星乡，开始为当地村民治病，并创办了当地第一所藏医诊所。

在这之后的60多年，旦科先后在若尔盖红星乡藏医院、若尔盖县藏医院、阿坝州藏医院从医。因为他具有精湛的医术、高尚的医德，所以四面八方的患者都慕名而来向他求医。

阿坝州藏医院，取药处，仁底正在焦急地等着取药。"我从小就有胃病，一直都没有好，胃疼起来什么都做不了。"仁底听朋友说藏医专家旦科研制的夏萨德西丸十分有效，便急忙从壤塘赶来。"我的家在壤塘县石里乡下大石沟村，到壤塘县城都要坐3个多小时的车，再到马尔康又是2个多小时，但哪怕是路途遥远，我也要买到旦科老师的夏萨德西丸。"仁底说。

夏萨德西丸很畅销，经常卖脱销，很多药店纷纷涨价。但旦科坚决不允许医院涨价，他说，制药不是赚钱，是要把疾病去除，要让所有的患者无论贫富都能有药吃。

旦科曾对青、甘、川交界的山区藏药材进行了全面普查，并对其特征、性味、功能及疗效等进行了深入研究，先后炼制出八种名贵藏药，改变了当地缺医少药的状况，深受患者的肯定和喜爱。

藏医药在漫长的发展过程中，出现了很多医学著作，其中最有名的就是《四部医典》。但由于受到地域、学派、年代等的影响，造成《四部医典》在传承的过程中出现了许多不同的版本。于是，统一《四部医典》就成为旦科一生的追求。

为了消除不必要的学术分歧，防止以讹传讹，旦科亲自到全国民族学院、藏文化研究机构、寺庙、民间等，收集到十二个不同版本的《四部医典》。他和弟子们夜以继日，经过4年的努力，终于完成了对《四部医典》的对勘、整理和汇编工作。2005年，《四部医典对勘本》由中国藏学出版社出版，为藏医医疗、教学、科研、制剂等工作提供了一套科学的工具书。

1961年，旦科在乡卫生所工作后，在政策允许的情况下他私下招收了几名徒弟。白天，他带着徒弟采药看病，晚上为徒弟讲课传授医学，先后带出了10多名藏医工作人员。1975年，在多方争取下，旦科开办了四川第一个藏医药中等专业班——阿坝卫校藏医班。

当时，藏医班条件很艰苦，教室里只有一个长板凳，20多名学生只能坐5个人，其他人都站着或坐地上上课。黑板也很小，连教室都是借用的。没有教材，旦科就自己写。根据藏医学教学特点，他先后编写了《藏医生理学义》《藏药方剂学》《医德》等13门课程的教材，共计70多万字。这些教材写好后，用蜡纸刻出来，发给学生使用。

据阿坝州卫计委提供的数据显示，旦科先后为阿坝州培养藏医中等专业人才400多人，为青海省藏医院、青海省塔尔寺医学院、甘肃省拉卜楞寺医院、甘肃省藏医研究院和四川全省各级藏医院培养藏医药专业技术人员3000多人，国家、省级名老藏医继承人6名。

　　旦科大师佛学造诣深厚，修行严谨，低调简朴。他在临床上可谓是全才，在治疗胃肠、肝胆、风湿、脑血管、瘫痪、肿瘤、结核、鼻窦炎等疾病方面有独到之处。不仅如此，他在藏药的研制方面也取得了显著的成就。1985年，在他的主持指导下，对名贵藏药七十味珍珠丸进行了移制试验工作，经多次反复试验，于1986年6月移炼成功。他带头研制的名贵藏药仁青佐塔、西玛尼阿、坐珠达西等8种名贵藏药填补了安多地区名贵藏药制剂生产的空白；他研制的夏萨德西丸等特效藏药临床被人们视为"灵丹妙药"，并荣获2002年首届全国民族医药特色疗法推广展示活动优秀奖。

　　60多年的风雨历程，旦科终于成为一名让世人敬仰的藏医大师，他以渊博的知识、勤勉敬业的态度、精湛的医术和高尚的医德，得到了世人的一致认可，大家都亲切地称呼他为"安多神医"。

对于一个充满活力的民族来说，文献典籍尤其是经典作品永远是其文化的基石、精神的支柱和创新的源泉。藏医药典籍，作为藏族珍贵的文化资源，是藏医一脉相承的重要载体。自藏文字创制并推广应用以来，用藏文撰写、著述的藏医典籍浩如烟海。那些经过历史沉淀，具有一定典型性、权威性，并长期在藏医实践中产生广泛影响的藏医经典著作，已经深深融入藏族的文化之中，成为世界文化的宝贵财富。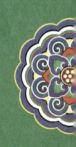

● 现存最早的藏医学古典名著 ●

朗东·多吉卓嘎，西藏藏医学院图书馆馆长，多年前，她就立下一个心愿，她说："千年的历史记载这个地方，我就想把很多绝版收集到，保护下来。"

为了这个心愿，朗东·多吉卓嘎从2010年就开始了不间断的艰苦努力。西藏的面积有120多万平方公里，大小寺院不计其数，许多村寨在海拔4000米以上的地方，而且路途艰难，交通不便。朗东·多吉卓嘎就是要在这些地方，在那些不起眼的寺庙或者村民家中，去寻找那些千百年来留传下来的藏医药典籍和手稿。

每到一处，她都要不厌其烦地解释自己的用意，以消除人们的疑惑。每当发现典籍或者手稿，她都先在村民家里或者寺院里，对找到的典籍、手稿进行认真阅读。确定无疑后，再对典籍、手稿进行扫描影印。在这个漫长的过程中，无论遇到的是一页破损陈旧的泛黄纸片，还是一张古老的、布满皱褶的、字迹模糊的羊皮，她都不放弃。

艾措千，青海省藏医院院长。年近六旬的他致力于藏族文化的搜集整理工作已经将近40年了。30年前，他带领同事们开始了一项宏大的工程。这项工程与朗东·多吉卓嘎所做的事情既有相同之处，又有很大的区别。

相同的是他们都要收集整理，开发利用藏医药典籍和手稿；不同的是，朗东·多吉卓嘎用的是影印的方式，保持原汁原味，艾措千是将海量的文献进行集成，使之系统化、成果化、现实意义最大化。

他们的想法和做法，与1000多年前的宇妥·云丹贡布如出一辙。藏医药的发展，离不开以《月王药诊》《四部医典》为首的藏药典籍，这些典籍以经文手稿等形态流传分布在西藏地区的寺庙和民间，甚至流传到了国外。

《月王药诊》等藏药典籍，就是在这些人的手中，出现在大众的视野中，指引着藏医药的发展。

《月王药诊》，藏名《索玛拉扎》，又名《门杰代维给布》，是我国现存最早的藏医药学古典名著。它对于研究藏医药学的起源、早期历史以及后期

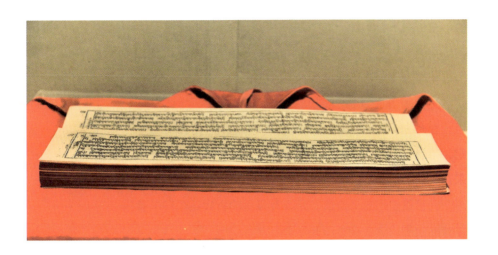

发展，研究它与中医药学、天竺医药学的渊源关系，都有极其重要的参考价值。

它为藏医药学的发展提供了宝贵的实践经验和奠定了理论基础，著名的《四部医典》中的主要医药学理论，就是以它的内容为蓝本而编著的。

关于《月王药诊》的来源，有三种说法。第一种认为，吐蕃赞普赤松德赞执政期间，在伯纪巷玛哈处藏有《月王药诊》，由汉族僧医玛哈亚纳借得此书，带到吐蕃与藏族大翻译家别惹轧纳共同译为藏文，由罗珠赞刊刻成木质版。

第二种认为，第司·桑结嘉措认为《月王药诊》来源于五台山文殊大圣处。《月王药诊》第一百一十三章记载，本书是由圣者江伯阳在五台山向四位仙人传授的医药经典。在第一座高峰（阿果卡达峰），向章松·俄等四位仙人讲授了生理、病理；在第二座高峰（古那萨峰），向章松·拉盖布等四位仙人传授了疾病诊断；在第三座高峰（阿哇若峰），向章松·麦益德等四位仙人传授了药物、艾灸、火灸、放血等外伤治疗法；在第四座高峰（斯达阿果卡达峰），向章松·相各拉等四位仙人讲授了五行与药物性、味、功效的关系；在第五座高峰（北大若峰），向四位无名仙人讲授了隆、赤巴、培根的生理，指出贪、嗔、痴与隆、赤巴、培根相聚合而成病。讲授完毕，江伯阳身闪佛光而去，《月王药诊》诞生。

第三种认为《月王药诊》来源于中医药书籍。据说，金城公主进藏时带来了大批医药书籍、历算、天文、医学和百工技艺。后来，藏族医生琼布孜孜、琼布通朱、角拉门巴等28人将公主带来的医药书籍翻译成藏文。在翻译的过程中，加入了藏医的经验和藏医药的理论，同时也吸收了天竺医药学的内容和理论，最终形成《月王药诊》。

至于《月王药诊》的成书年代，据推算可能是公元720—740年。在吐蕃政权时期，《医学大全》《无畏的武器》《月王药诊》《祖先口述》等名著相继问世，其中，《医学大全》和《无畏的武器》已经失传。虽然，《月王药诊》文字古奥，含义深邃，且夹杂着梵文，理解不易深透，但它对研究藏医学有着重要的参考价值，是现存最早的古代藏医药学著作。

《月王药诊》全面讲述了人体生命的形成，在人体生理构造方面，讲述了脑髓的构造、形状、大小和相互重叠的情况；在躯体结构上讲述了骨骼、四肢、脊椎、肌肉和五脏六腑；在生理机能方面突出讲述了三大因素，对生理、病理起着主要协调作用等。在距今1000多年前的历史条件下，能对人体生理构造有如此详细的论述，绝对是解剖学上的一个重大贡献。在病理分析、诊断和治疗方面，《月王药诊》均有独到之处，在我国医学史上占据一定的位置。

《月王药诊》记载了1000多种单药、方剂，提出了药物的生长，药物的性、味、效均源于五行的观点；《月王药诊》载药780种，包括植物类440种、动物类260种、矿物类80种，其中300多种药物为青藏高原特产，大多数药物沿用至今，如螃蟹甲、伞梗虎耳草、船形乌头、喜马拉雅紫茉莉、水柏枝、毛瓣绿绒蒿、蓝石草、山莨菪、樟牙菜、青稞、熊胆、牦牛酥油和糌粑等，都是青藏高原独有的药物。

此外，《月王药诊》还对散剂、膏剂、汤剂、泻下剂、催吐剂、酥油药剂等十余种剂型做了详细的记述。它还记载了食物的营养疗法，对食物和药物的中毒和预防做了比较科学的评述。

总之，《月王药诊》的医药学理论为后来藏医学的发展起到了开拓和奠基作用，著名的《四部医典》和《晶珠本草》都沿袭了它的药物种类和药学理论。

● 不读《四部医典》，不可为人医 ●

意生仙人问："善哉！导师明智大仙，我们应该怎样学习疾病的变化？请医药之王赐予教诲。"

导师讲道："善哉！请大仙仔细听，危害身体疾病，有时增长，有时减少，应该从疾病发生的原因、疾病发生的外缘、发病途径、发病部位、各自的特点、疾病的种类和确定病名等七个方面去学习。"

以上对话来自西藏一部神奇的医书——《四部医典》。这本由杰出藏医学家老宇妥·云丹贡布在公元8世纪著成的经典藏医学著作，以药王答疑的形式来传授医学知识，与中医《黄帝内经》的写作形式十分相似，非常适合人们的学习习惯，通俗易懂，简洁明了。它使用的是以九言为主的佛经诗体，读起来朗朗上口，容易记忆。

正因为如此，几百年来，这本书一直是传授藏医学的经典教程。这部医书是历代藏医学习时的必读书，有"不读《四部医典》，不可为人医"的说法。至今，在西藏依然有很多老藏医能将这本书倒背如流。

一部著作所使用的文体和写法背后，体现的是观念、思路和方法。也许正是因为佛经诗体，《四部医典》在西藏灭佛运动中不得不秘藏起来。

据说，老宇妥的《四部医典》母本完成时，赞普赤松德赞很喜欢，但是并没有马上公开，而是在莲花生大师的建议下，作为伏藏藏进了桑耶寺。因为那时，吐蕃政权受到朗达玛灭佛运动的影响，很多佛经和学术著作都遭到了毁坏，再加上人们未必能立刻接受《四部医典》等诸多原因，为了保护《四部医典》，只能将它当作伏藏贮藏起来。

时间就这样过去了150年，一个名叫扎巴·恩协坚的医生，在行医过程中因不当使用穿刺手术致使病人死亡，他非常内疚，四处捐建佛塔寺庙。他发愿，要找到一部经典"让有病的人健康，让健康的人长寿，让长寿的人自在"。

莲花生大师被他的诚心感动，在梦里告诉他，确实存在这样一部经典，就在桑耶寺乌策大殿的梁柱之间。于是，一天夜里，扎巴·恩协坚去了桑耶寺，在大殿内找到了这部典籍。它自然是老宇妥编写的《四部医典》。

按照当时的宗教仪轨，找到《四部医典》以后依然不能大面积公开，只

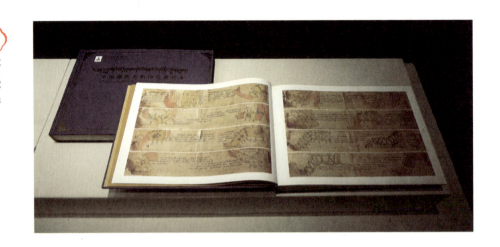

能一次传给一个人。所以，扎巴·恩协坚把《四部医典》传给了他的弟子卫巴·达马扎巴，卫巴·达马扎巴又传给了他的弟子格西饶端·贡却佳。

格西饶端·贡却佳赴吐蕃中部地区朝圣中，因患脚气病不能行走，前去找新宇妥医治。新宇妥虽然年龄不大，医术却不差，很快就治好了他的病，给他留下了深刻的印象。

为了报答，也为了更好弘扬《四部医典》，格西饶端将《四部医典》传授给了新宇妥。就这样，宇妥家族失落多年的《四部医典》，又回归到了这个著名的藏医世家。

新宇妥和他的祖先老宇妥一样，也是一位医学奇才，是藏医学史上了不起的人才。他6次赴印度寻医求学，回到西藏后，带着弟子，根据自己的实践，不断补充、增补《四部医典》，丰富了老宇妥母本的知识，纠正了错误的观点，统一了不同的看法，润色了行文，形成了至今延续的一个规范化版本。

16世纪，苏喀·洛哲杰布用木板刻印纳塘版《四部医典》。17世纪，五世达赖喇嘛和第司·桑结嘉措重新校对和修订纳塘版《四部医典》，刊刻出版了现行的《四部医典》。

纳塘版《四部医典》由四部分所组成，分别为《根本部》《论说部》《秘诀部》和《后续部》。

《根本部》是全书的总纲，像种子一样是藏医药学全部精华的结晶，言简意赅，它为智慧敏捷者而作。

《论说部》是藏医药基础理论部分，是藏医的核心部分，"犹如高悬天空的日月，照耀得医理明白如镜"。

《秘诀部》主要论述各科各种疾病的病因、症状及治疗，是藏医临床部分，"犹如如意宝，一切临床所需源于此"。

《后续部》主要论述疾病诊断和治疗的具体方法，是藏医实践和操作部分，"犹如金刚杵，医治疾病无阻挡"。

医学从来都是从实践中找到它发展的理由，同样，学习医学一刻也离不开实践。与任何传统医学一样，藏医学也是属于经验医学的范畴，是实践经验的结晶。《四部医典》所记载的疾病和治疗药物，以及诊疗技术，都与藏族人民的生存环境、气候条件与生活习惯息息相关，具有浓郁的民族特色。

总之，《四部医典》是藏医的百科全书，囊括了藏医体系的理论和实践的全部内容。它内容齐全、首尾连缀、无所不包，没有任何赘述和矛盾之嫌。就像《后续部》中所说："此是无符的生命保护线，摧毁死神的法宝，降服病魔的英雄，平衡阴阳的公允管家，劈断索命绳的锋剑，砸碎疼痛的锤子，救出痛苦污泥之铁钩，救人活命的无畏施主，起死回生的甘露瓶。"

17世纪，《四部医典》传入蒙古高原，并被蒙古、不丹、印度、尼泊尔、缅甸、俄罗斯部分地区采用，作为医学院学生学习的科目。19世纪30年代，《四部医典》逐渐引起西方学者对藏医学研究的兴趣，先后被翻译成蒙、英、德、俄等多个文种。

2018年，《四部医典》成功入选"世界记忆亚太地区名录"，成为继《黄帝内经》《本草纲目》后，我国又一传统医学典籍进入世界视野，这是藏医药国际化之路上的又一里程碑式事件，为藏医药申报联合国非物质文化遗产奠定了基础。

《四部医典》被誉为"藏医药百科全书"，是藏医药学中最系统、最完整、最根本的理论典籍，是集藏医药临床实践和理论精华于一体的藏医药学术权威工具书。"它是一切医学理论的顶峰，统辖一切药械的国王，诠释一切医疗的大流，一切医学的基础，一切医学的源泉，洞察一切疾病的宝鉴，汇集一切医疗精华的海洋，消除病痛的甘露流，拯救生命的施舍善行，满足患者愿望的公物，长寿保健的如意宝。"

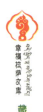

● 藏医中的《本草纲目》●

没有到过青藏高原，不会真正体会"天路"的意境；没有深入藏医药的发源地，无法真正理解藏医药的神奇和伟大。

被称为"世界屋脊"的雪域高原，是中国最大、世界海拔最高的高原。它南起喜马拉雅山脉南缘，北至昆仑山、阿尔金山和祁连山北缘，西部为帕米尔高原和喀喇昆仑山脉，东及东北部与秦岭山脉西段和黄土高原相接。由于这种特殊的地理特点，雪域高原的气候也非常特殊，辐射强，日照多，气温低，积温少，温差大；冬季干冷漫长，多大风；夏季温凉多雨，多冰雹。

这样的自然环境，虽然严酷，却纯净。雪域高原清洁的雪山冰水，滋养着百草生长，万物繁荣。藏羚羊、藏野驴是青藏高原独有的动物，它们在青藏高原落脚、歇息、繁殖，逐渐适应了高原的环境。和这些动物一样，青藏高原的有些植物也是独有的，它们生长的环境大多在海拔三四千米以上的区域。

长时间、高强度的紫外线照射，以及空气中的低含氧量，这些外在因素促使在高原生长的植物与低海拔相同植物之间产生了微小的不同。而这微小的不同，在藏医看来，差别却是巨大的。

帝尔玛·丹增彭措，藏族，生于德格（四川省甘孜藏族自治州德格县）。他的父亲多杰扎喜，是一位颇有声名的藏族医生。受父亲影响，丹增彭措幼年就开始了对藏族医学著作和十明之学的学习，后来拜康巴地区的著名学者贡嘎旦增为师，进入德格的帝尔玛寺院开始了漫长的医药研习之路。

寺院的学习严谨而复杂，不但要求深入学习藏医药的理论和知识，还经常性地开展一些实践活动——去野外采集药物。时光荏苒，学习多年后，丹增彭措终于在帝尔玛寺院的一次公开论辩中，历经重重考核，获得了"曼然巴格西"的学位。帝尔玛·丹增彭措成了一位在藏医、天文、佛学、工艺学等藏族十明学领域有着深厚研究的学者。

学成以后的丹增彭措，在阿卡（西藏自治区昌都贡觉境内）创建了杜玛

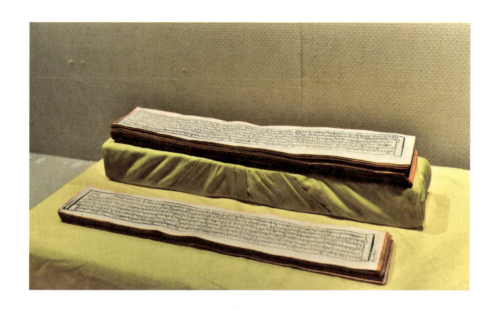

寺。在杜玛寺建成之后，他便久居于此，一面行医治病，一面著书立说。

在帝尔玛·丹增彭措那个时代，虽然藏医学已经经过了悠久的历史，但是完善的医学理论一直没有相匹配的药学典籍。帝尔玛·丹增彭措仔细研究前人的医药著作，发现它们大多都只是提出了药物有性、味、功效，却并没有具体到药物上，这无疑是藏药学的一大弊病。而且在学习期间，丹增彭措也曾发现对于某几味药的药性功效，父亲所说的跟寺院师父所教的有差异，很难辨别他们究竟谁对谁错。还有就是药物太多，难免会有几味药的药性功效记得不清不楚。在医药书籍没有明确记载的情况下，这些错误很难得到及时改正。

反观中医的药书，分类细致，药物的性味功效面面俱到，可谓细致入微。汉藏医学理论虽然有相同之处，但更多的却相去甚远，汉医理论很难为藏医所用。

于是，丹增彭措终于下定决心——撰写一部药书，一本服务于藏医的药书。

像李时珍一样，丹增彭措也开始了跋山涉水的辛苦调研。他辗转青海、四川、西藏等地，经过20年的努力，终于在1735年完成了这本名为《晶珠本草》的藏药典籍的撰写工作。《晶珠本草》在技术水平和科学性方面都达到当时的高峰，被列为我国经典医学著作之一。

由此，藏族同胞们也拥有了立足于藏医的《本草纲目》——《晶珠本草》。它是专门服务于藏医的药书，有着浓郁的地域特点及藏族医学特点。

《晶珠本草》，又名《药物学广论》或《无垢晶串》，藏文名为《协称》或《资麦协称》，分上、下两部。其中上部为歌诀，用形似佛经的偈颂体写成，主要是论述概括药物的功效；下部则是以记叙形式，主要解释药物的产地、生长环境、性味、功效等。这本书对药物的分类方法是比较科学的，至今在植物分类学、动物学、天然药物学的分类上仍有重要的参考价值。

丹增彭措对历代藏医药本草之类的书籍进行了博览核实，从现存最早的《月王药诊》开始，到17世纪的著作都进行了广泛的阅读，在他的著作中引用的著作达到130部之多。就其药物种类而言，《月王药诊》记载的329味，《四部医典》记载的406味，《甘露八部》《药性广论》《蓝琉璃》《药物大全》等书中记载的药物均全部载入《晶珠本草》中。

《晶珠本草》共记载药物2294种，涉及1200个动、植物科属。丹增彭措根据药物的来源、质地、生长环境、入药部位的不同，将其分为了珍宝类、石类、土类、汁液类、树类、湿生草类、旱生草类、盐碱类、动物类、作物类、水类、火类、膏汁类等13个大类。

丹增彭措对收入著作的药物进行过考证，因此，每种药物都记载了别名和出处，有的药物引证的参考书和别名达数十种之多，如诃子一药，引用了10多部书，40多个别名，对有些药物的真伪品种还进行了比较鉴别。此外，书中还记载了药物的筛选及炮制方法，可谓应有尽有。

《晶珠本草》之所以称之为藏医的《本草纲目》，除了其对于药物的论述方式，还有两个原因。一个是药物数量记载之巨，另一个则是对藏医学的深远影响。作为藏药记载的集大成者，《晶珠本草》收录的药物有30%以上为青藏高原的主产种或特有种，如沙棘、黑枸杞、青稞。而这些植物的药用效果，在现代药理及临床研究中都得到了证实。这不仅填补了我国的中药库空白，对于科研工作者研究西藏地区的植物学也有不小的帮助。

《晶珠本草》是集藏药学之大成，是藏药学的经典著作，也是祖国药物学中的一颗明珠。此后的两百余年里，一如《本草纲目》那般，《晶珠本草》成了藏医处方用药的必备书籍。

● 打开《四部医典》的金钥匙 ●

在拉萨的红山之巅，有一座举世闻名的宫堡式古建筑群，是世界上海拔最高，集宫殿、城堡和寺院于一体的宏伟建筑。这就是建于公元7世纪，距今已有1300多年历史的布达拉宫。

公元7世纪初，松赞干布迁都拉萨后，为迎娶唐朝的文成公主，特别在红山之上修建了有一千间宫殿的三座九层楼宇，取名布达拉宫。但在吐蕃政权灭亡之后，古老的宫堡大部分毁于战火。直到五世达赖喇嘛命令第司·索南饶登主持重建工作，历时8年，建成了白宫部分。

1690年，第司·桑结嘉措又在第司·索南饶登修建的基础上开始大规模增修，集合了全藏人力物力营修红宫部分，那次增修，先后共动员各类工匠7千多人，耗费白银2134万多两。经过3年的努力，扩建的红宫终于在1693年竣工。这座凝结着藏族劳动人民智慧的古建筑群，以其辉煌的雄姿和藏传佛教圣地的地位，成为藏族文化的象征。

重修布达拉宫，第司·桑结嘉措功不可没。第司·桑结嘉措在他繁忙而短暂的一生中，做了太多的事情。他不仅仅增修了布达拉宫，还把西藏地方分散的政治、经济集权于拉萨，让拉萨成为西藏政治、经济、文化中心。

8岁那年，第司·桑结嘉措被送到布达拉宫，在五世达赖喇嘛阿旺洛桑嘉措的亲自培养下，开始了非常严格、全面、系统的教育。

除了要学习佛学知识外，他还必须学习梵文、诗学、医药、天文、历算、文学、历史等各门学科。这位天纵奇才，通过自己的聪明才智和勤奋努力，最终成为精通五明、博学多才的大家，在发展藏族文化方面做出了卓越的贡献。其中，他吸取百家之长，用近两年时间，以通俗易懂的叙述方式写成的《四部医典·蓝琉璃》，成了《四部医典》最为完整和规范的权威注释本。

公元8世纪，随着吐蕃政权的日益强盛，藏医学进入了繁荣发展时期，涌现出了很多伟大的本土藏医学家。尤其是宇妥·云丹贡布，他用一生的精力弘扬藏医学，他写的《四部医典》的问世，标志着藏医学理论体系的形成，至今仍被认为是藏医学的圭臬。

但是，宇妥·云丹贡布的《四部医典》为古藏文词汇，九字一句、四句一段的偈颂体，让后世学习者感到晦涩难懂，词艰意深。于是，很多藏医学家们开始加以注解，试图将它通俗化。由于各位注释家的理解水平和医术不同，注释本的内容也不尽相同、参差不齐。

为了改变这个情况，第司·桑结嘉措承担了重新详细注解《四部医典》的大任。他在认真研读藏医古籍《居干木囊玛》和《恰扎玛》的基础上，将最具影响力的纳塘版《四部医典》中的错漏加以考证，把与原著内容不符的、章节混乱等问题引经据典，加以论证和判断。

《四部医典》的注释本，藏医历史上出现过好几本，但内容参差不齐。比如，北方学派最具影响力的著作《甘露引渠》，对简单易懂的部分有详细的注解，对难懂晦涩的部分却保留原文不加任何注释，注释非常不全面。又如，南方学派的主要著作《根本部注疏医诀补遗》，只是在《甘露引渠》的基础上稍加补充而已，没有太大的突破。

但《四部医典·蓝琉璃》将诸多藏医经典分门别类、鉴别分析之后，弃其糟粕、去伪存真，全面加以注释，让《四部医典》变得通俗易懂、内容更加完整规范，不论是在对病症的剖析，还是对药物的辨析、配伍、炮制等方面都是无与伦比的著作。

《四部医典·蓝琉璃》证实了《四部医典》"树喻"形式理论框架的设置，"三因""五源"的核心理论；问诊、脉诊、尿诊等独特诊断方法；药物从植物、矿物、动物三类分为珍宝类、石类、土类、汁液精华类、盐碱类、旱生和湿生草类、作物类、水类等一直分化到"世间万物皆为药"的药物分析法；人体"三因"在饮食、起居、节气变化、鬼邪等外因促使下导致的404种疾病，这些疾病可以转化为无量的疾病，但所有的疾病均归为寒、热两种病理特征等等。

《四部医典》收载药物1002种，药物性能390种，收载方剂400个；《四部医典·蓝琉璃》收载药物1536种，方剂850多个，药物比《四部医典》增加534种。《四部医典·蓝琉璃》还对药物六味、八性、十七效，以及配伍、药物与五源关系做了进一步阐述。

《四部医典·蓝琉璃》在《论述部》藏药性能介绍一章中，比《四部医典》新增了389味药，并对原有的95味药材进行更为详细的描述和注解，合计共新增了504种药材。《四部医典·蓝琉璃》还分析了很多可以替代的药物，以及药物分类中藏药木类、汁液精华类、草类的分类，识别和注疏比其他药典详尽，丰富了藏药的类别和剂型。

《四部医典·蓝琉璃》还将书中100多味药材的不同命名都详细罗列出来，并增加了一些新的药材，如第司·桑结嘉措在《秘诀补遗》中记载："八味小檗皮散是我自己生病时研制的，后来给其他病人用效果也很好。"类似的药物还有萨热十三位鹏鸟丸等。这样的几组方剂都是第司·桑结嘉措自己配伍研制的。直到今天，这些都是常用的药物，并被藏医广泛用于临床。

《四部医典·蓝琉璃》全名为《医学广论药师佛意庄严四续光明蓝琉璃紫茉莉》，通常简称为《蓝琉璃》，全书分四大部分，内容分别论述了基础理论、生理解剖、日常起居、疾病诊断、治则治法、方药剂型和外治等。全书内容丰富，论述详尽，不但具有文献研究价值，也是一部很好的实用性医学典籍。另外，本书除了包括西藏本地的医学，还吸收了中医和印度医学及西藏周边各民族的医学，以及一些佛学哲理，故也是一部少有的融自然科学和社会科学为一体的科技巨著。

总之，《四部医典·蓝琉璃》被认为是打开《四部医典》的金钥匙，被誉为藏医药学的大百科全书。

●80幅古代曼唐，艺术和医学的完美结合●

唐卡，神奇瑰丽的藏传佛教绘画，一种1000多年前从佛像中走出来的绘画艺术，以一种庄重而亲近的姿态出现在世人面前。

在藏语当中，"唐"代表着空间的广袤无边，在一块画布上，既可以画几百甚至上千尊佛，也可以只画一尊佛，尽你所能去想象。"卡"则是指空白被填补，信仰充实着人生，人生充实着世界，寄托着藏族人对佛祖无可比拟的崇拜和敬仰的情感。

传说，第一幅唐卡是赞普松赞干布用自己的鲜血描绘的白拉姆女神像。唐卡的题材包罗万象，其中有一个类别的藏医唐卡——曼唐，是藏医学中具有鲜明特色的教具挂图。虽然类似于现代医学院使用的解剖图，但极具审美意义，是世界医学、艺术宝库中的宝贵遗产。

公元8世纪，著名太医赞巴西拉绘制了《尸体图鉴》《尸体分剖图》与《活体及尸体测量》图，是中外医学史上最早的人体医学解剖图。

15世纪以来，藏医南、北两大学派都曾绘有藏医药彩色挂图。正是南北各派知名和不知名的藏医画书为后来全套曼唐的诞生打下了基础，其中南派精于药物写实，北派擅长人物描绘。

尚存于世的全套曼唐，由五世达赖喇嘛的摄政王第司·桑结嘉措主持绘制，以都孜吉美的插图为样本，主要采用北派的画法。1688年，桑结嘉措选中画家洛札·诺布嘉措担此重任，委托他主持图形起草，这是技术要求最高、最难的一道工序。另一位画家黑巴格涅负责主持涂色。

第一批60幅完成后，兴致勃勃的桑结嘉措觉得还不完整。于是，他又奏请达赖喇嘛批准，按照《月王药诊》中穴位、尿诊、打卦和南北各派的内容，参考从各地搜集到的新鲜药物标本，率领原班人马于1704年补充绘制了19幅曼唐。

但当时究竟绘制了几套，史无记载，后人无从知晓。1682年五世达赖喇嘛圆寂后，封灵塔时存放了最早绘制的50幅曼唐作为陪葬品。

自第司·桑结嘉措以后，历代都陆续复制、修补若干曼唐。仅十三世达赖喇嘛时期就曾3次成套复制这套曼唐。1923年，门孜康创始人钦热诺布又增补绘制1幅西藏名医图，即第80幅。

曼唐有大有小，一般多为90～100厘米高，宽度为50～60厘米，大多用较为珍贵的深色绸缎丝织物做表衬，做成卷轴画。曼唐的材料取自纱或亚麻织物，小心翼翼地涂上胶水或白土等原料，放在石灰水中长时间浸泡，然后用贝壳或其他器具摩擦，直至打磨光滑。用于作画的那些彩色颜料，大多以天然矿石和动植物为原料制作，如黄金、朱砂、银粉、玛瑙、绿松石等。正是这些上等颜料的使用，才能保证曼唐色泽纯度高，永不褪色。即便是经过数百年的保存，色泽依然如新画出来的一样绚丽。

藏医学的严谨要求曼唐必须无限接近于"真实"，这种诉求的达成需要画师们付出比前辈更多的努力。曼唐的线条大胆优雅、对比强烈，要求画师具备很高的线条掌控能力。只有经过长时间的训练和学习之后的画师，才能按照要求绘制出一幅合格的曼唐。

曼唐大多都是在最上方留块空白，将佛教和藏医中的重要人物绘在上面，正中间描绘要反映的主要内容，下端则是文字说明。每幅曼唐上的藏文，都采用不同的字体，如楷书、行书和草书，将其内容简明扼要地介绍出来。

通过一幅幅精彩而生动的图像，曼唐几乎把藏医药学的全部内容表达得淋漓尽致。这是世界上独一无二的形象的教科书。与以表现宗教内容为主的唐卡一样，曼唐除了极个别作品，基本上不注明绘制人的姓名和绘制日期。

现在人们能有幸亲眼见到的古代曼唐，全套共80幅，每幅由几个甚至几百个小图案构成。一套完整的曼唐，总共包含4900多个小图案。这一整套曼唐，几乎囊括了藏医学的全部内容，涉及生理、病理、各科疾病的治疗原理和脉诊、尿诊、方剂和治法，藏医的诊断方法、解剖流程、药物方剂、医疗器械都跃然纸上。

曼唐中最著名的要属《人体胚胎发育图》，这幅挂图仔细描绘了受孕、胎儿的形成与发育、分娩等一系列胚胎发育的过程。在这38周里，它将胎儿发育过程分为"早期、鱼期、龟期、猪期和分娩期"五个阶段，是最早的人体胚胎发育图。

绘制曼唐的意义，第司·桑结嘉措曾说过："为了使《四部医典》通俗易懂，从渊博的学者到初学的学童均便于理解，我们着手编绘了系列彩色挂图。借助它，可以使《四部医典》的内容，犹如托在掌心中的透明诃子一样透明。"

只要见过曼唐的人，都会感叹它是古今中外传统医学体系中的稀世珍宝。在世界上，许多藏学家都以能拥有一幅古老的曼唐而感到荣幸。理所当然，那些早期进入西藏的西方探险家们，也不会无视这珍贵之物的存在。他们曾经使用种种手段，从我国西藏地区和其他地区的一些藏传佛教寺庙里，甚至如北京的雍和宫，将数目不菲、价值连城的曼唐席卷而去。

当今世界上只有两套完整的曼唐系列，一套收藏在西藏自治区藏医院，另一套收藏于拉萨的罗布林卡。

一门实用科学，竟然以完美无缺的艺术形式表现出来，藏族先贤极富想象力地为人类文明留下了一个奇迹。藏医，不仅永远融于藏族人的世俗生活中，也以艺术的形式存活在世界文明史中。

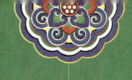

医德唯仁，贵在医心

　　在西藏昌都察雅，有一个小小的诊所。这家诊所有一个奇怪的现象：不管是普通藏药还是各种名贵藏药，都没有任何标价。去抓药的患者都知道，付费标准是按自己的经济能力去支付的，生活困难的甚至可以不用付药费。

　　这个诊所，就是藏医扎加和他的儿子共同开设的朗杰藏药诊疗室。这个小小的诊所，放血、拔罐、针灸等特色诊疗项目都是免费的，每年为群众减免的医药费就达上百万元。哪怕两手空空，扎加也会把患者安排到自己家中，在生活上给予照顾。

　　对于所有古老医学来说，医德都是其医学体系中一个重要组成部分。相比其他医学文化，藏医更加注重医德。在其他医学体系中，医德与医生水平关系不大，但在西藏，人们选择医生一定会先观察他的医德，医疗水平及知识反倒排在第二位。

　　对于任何一位藏医来说，行医都并不只是一份职业，而是他的修持。他不但要负责治疗病人的生理疾病，同时也担负着照顾病人心灵健康的责任。藏族同胞们相信，一个医术平平的医生，如果他具备真正的慈悲心，他所开出的药方就可能比一位没有慈悲心、但医术和学识都一流的医生开出来的药方更有疗效。

　　知识和技能能让一个人成为医学上的专家，却不能让他成为一位良医。

　　藏医医德的发展也经历了一个循序渐进的过程。据《藏医史》记载，在原始社会，藏医开始萌芽后，人们用原始的医药和经验为病人治疗，这种相互平等、相互救护就是当初的医德；进入氏族社会后，父母就是医生，父母用慈爱护理和救治患病子女；后来出现职业医生，医德便有了约定俗成的规定。

　　公元 8 世纪，藏医医德形成了比较系统和完整的规范要求，成书于这一时期

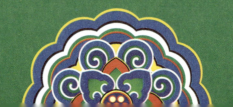

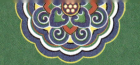

的藏医经典《四部医典》中有专门的一章"治者医生"，从医生职业性质、知识技能、品德修学、善行举止、是非取舍等方面对医生提出了很高很严的要求，十分讲求医风医德的修炼。

除了《四部医典》，如今珍藏在布达拉宫的数百万册古籍医典，如《丹珠尔疗法》《月王药诊》《医法大论》，都有对藏医医德的大篇描述。藏医医德主要包括具智力、具忠心、守誓约、重实践、具勤奋和处世态六方面内容。

第一，具智力，就是具有广识和谋略，要求医生精通医学理论，掌握藏医名家学术思想，严格遵照教诲，准确诊断，医术精湛，无往而不利。

第二，具忠心，就是一心为他人的幸福着想，一心为患者的健康和治疗着想，具有善心、怜悯心、同情心，对患者不分贵贱，一视同仁。

第三，守誓约，就是尊重恩师，知恩图报，将病人视为自己的子女，努力为他们治疗；将医疗器械带在身边，精心保护；将药物视为如意之宝，药到病除。

第四，重实践，就是精通技术，与病人说话言语温和、态度和蔼，将一切所学所闻牢记心中。

第五，具勤奋，就是终身学习，不耻下问，拜学识渊博的老师为师；对病人要全身心高度集中诊治。

第六，处世态，就是遵守做人规范，尊重他人，不分贵贱一律平等，慈善行医。

藏医先贤认为，生起菩提心比发展菩提心更加重要。菩提心，就是那颗为了天下苍生能够远离所有痛苦的慈悲心。藏医之魂就在于藏医从佛学中汲取了普度众生、慈悲为怀的崇高境界。藏医之美在于崇尚生命，它将生命比喻为一棵根深叶茂的菩提大树。藏医先贤在自己的行为中深藏寓意，意义深远地告诫后来的医学工作者，不仅要精通医学，更要具备一颗慈悲之心，方能济利众生。

由于医德的要求，藏医的收费制度也有其独特之处：在传统上，穷者求诊是不可以收诊金的，中等家境者视他们自己的发心而收适量诊金，有钱的人则往往会发心捐献适量诊金以上的金额补贴医师对穷人的免费赠医施药。所以藏医一般不会订立诊金金额，朗杰藏药诊疗室遵循的就是这一古老的规定。

医者仁心。医德，是藏医的生命。

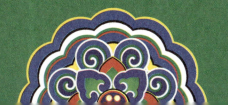

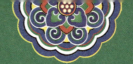

主要参考文献

ZHU YAO CAN KAO WEN XIAN

[1] 郎杰.历代藏医名医略传[M].北京：民族出版社，2016.

[2] 格央·次旦久美.中国的藏医[M].北京：科学出版社，2013.

[3] 西藏自治区藏医药管理局.西藏藏医药[M].拉萨：西藏人民出版社，2003.

[4] 文绍敦，卡洛.藏医放血疗法[M].西宁：青海人民出版社，1996.

[5] 银巴.钦热诺布大师与藏医天文历算[M].拉萨：西藏人民出版社，2008.

[6] 王溥.唐会要[M].上海：上海古籍出版社，2006.

[7] 高晓涛.炼金成药的神秘"佐塔"[J].三联生活周刊，2006（52）.

[8] 尼玛：藏医饮食疗法与养生[J].中国民族医药杂志，2013（11）.

[9] 李初初.藏医·藏药的绮丽世界域蓝琉璃——追寻药师佛藏医学的历史及源
    起[J].西藏人文地理，2015.

[10] 斗噶.甘青地区的曼巴扎仓及其历史功绩[J].青海民族学院学报，1999（2）.

[11] 文绍敦.藏医火灸疗法历史沿革[J].河北中医药学报，1997（4）.

[12] 尕藏陈来.藏医三因学初探[J].西藏研究，1995（1）.

[13] 田宝发，李佳俊.太阳照亮了"门孜康"[J].中国民族，1962（2）.

[14] 白光，冯天骄.药师佛信仰的生命观及其价值[J].宜春学院学报，2017（4）.

[15] 端智."曼巴扎仓"与藏医学的发展[J].中华医史杂志，2014（5）.

[16] 孙自英.浅谈藏医的诊断方法[J].医师在线，2016（8）.

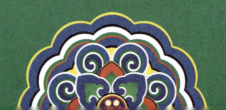

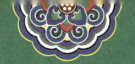

[17] 强巴赤列.浅谈藏医诊断学 [J] .中国民族医药杂志，2000(S1).

[18] 杰布.介绍藏医学中的舌诊 [J] .中国民族医药杂志，1997(S1).

[19] 容铁.古老神奇的藏医火灸疗法 [J] .中国西藏，1996(3).

[20] 卢颖."仙赐草"——红景天 [J] .农村青少年科学探究，2015（Z2）.

[21] 张晓芸，文莺.藏药——奇迹正在发生 [J] .中华养生保健，2006（4）.

[22] 索穷.藏医学的"孪生姊妹"天文历算 [J] .西藏人文地理，2014. http://qikan.
cqvip.com/Qikan/Article/Detail?id=48845426&from=Qikan_Article_Detail

[23] 佘学先.默契地游走于大自然——藏药的采集和炮制 [J] .西藏人文地理，
2015.

[24] 李晓林.让名贵藏药重见天日——记西藏藏医学院院长措如·次郎 [J] .中国
青年科技，2004.

[25] 陈泠.象雄王朝：雪域高原的文明奇葩；雪域高原的文明奇葩 [J] .中国国家
地理，2014.

[26] 李鼎兰.藏医一代宗师——宇妥·云丹贡布 [J] .西藏研究，1986.

[27] 罗达尚.对《月王药诊》的研究概论 [J] .西藏研究，1985.

[28] 拉青才让.浅析藏医百科全书《四部医典·蓝琉璃》的学术价值 [J] .现代养
生，2016.

[29] 康珠才让.论第司·桑结嘉措之历史地位 [J] .康定民族师范高等专科学校学报，
2005. http://www.cnki.com.cn/Article/CJFDTOTAL-KDSZ200506006.htm

[30] 王妍.冬虫夏草：维护神话比保健价值更重要 [J] .中国新闻周刊，2018.

[31] 多吉占堆，白少波，薛文献.扎西次仁：现代"采药师" [J] .瞭望杂志，2016.

[32] 马骏，李成业."国医大师"强巴赤列书写藏医传奇 [N] .西藏日报.2009.

[33] 丁洋.藏医放血疗法：流传三千年，何去何从 [N] .中国中医药报，2016.

[34] 王婧姝.西藏也有一个"同仁堂" [N] .中国民族报，2010.

[35] 李欣.国内首个藏医外治学放血铜人模型铸造成功 [N] .青海日报，2018.

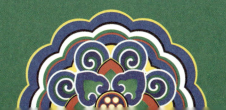

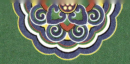

[36] 央金.藏医药浴法：非物质文化遗产的瑰宝[N].西藏日报，2019.

[37] 晓勇.亲近古老藏历——记自治区藏医院藏医天文历算研究所[N].西藏日报，2016.

[38] 李欣.悬壶世济世"藏医梦"——记第三届"国医大师"获得者、省藏医院名誉院长、中国藏医首席专家尼玛[N].青海日报，2018.

[39] 施仁潮.藏药红景天 御用"仙赐草"[N].中国中医药报，2017.

[40] 罗布顿珠.帝玛尔·格西丹增彭措药学学术成就及《晶珠本草》学术价值研究[D].北京中医药大学，2012.

[41] 央美.藏医外治医疗器械研究[D].北京中医药大学，2007

[42] 泽珍达日杰 忠尕吉.藏药的炮制与功效[D].中国民族医药杂志，1999.

[43] 次仁罗布.异才秀出千林表——记西藏著名藏药专家洛桑多吉[D].西藏文学，2010.

[44] 李海雯.冬虫夏草的传奇故事——冬虫与夏草演绎爱情故事[EB/OL].新华网，2015-02-27[2020-05-18]. http://www.ah.xinhuanet.com/2015-02/27/c_1114452969.htm.

[45] 郑金花.神秘的藏药——金银宝石都能入药[EB/OL].中国西藏网，2018-11-23[2020-05-18].http://www.tibet.cn/cn/news/yc/201811/t20181123_6413249.html.

[46] 郑金花.他们用笔和镜头记录圣洁甘孜[EB/OL].中国西藏网，2018-11-26[2020-05-18].http://www.tibet.cn/cn/news/yc/201811/t20181125_6417884.html.

[47] 张添福.兼顾传统与现代，千年藏医特色外治疗法受欢迎[EB/OL].中国新闻网，2018-11-29[2020-05-18]. https://www.360kuai.com/pc/98786 5eed14f8792b?cota=4&kuai_so=1&tj_url=so_rec&sign=360_da20e874&refer_scene=so_3.

[48] 新浪医学.见证藏医惊人的"脉诊"[EB/OL].360个人图书馆，2011-08-02[2020-05-18]..http://www.360doc.com/conte

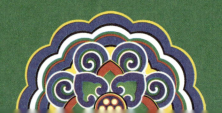

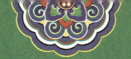

nt/16/0320/21/1953634_543894228.shtml

[49] 顿珠琼培.打开人体小宇宙:藏医如何洞察疾病的消息?[EB/OL] 中国青年科技.2004 年.http://www.cnki.com.cn/Article/CJFDTotal-QNKJ200402009. htm.

[50] 定南健康在线.藏药传奇——独此 一味独一味 [EB/OL] .搜狐网，2017-10-13[2020-05-18] .http://www.sohu.com/a/201507203_99906705

[51] 藏药中的奇葩——藏雪莲 [EB/OL] .中国西藏网，2010-07-22 [2020-05-18] .http://www.tibet.cn/xzly/zbg/zy/201007/t20100722_608460.htm.

[52] 龙毅.雪域寻访：藏医药如何治病救人 [EB/OL] .360个人图书馆，2014-06-17[2020-05-18] .http://www.360doc.com/content/14/0627/20/8417751_390347012.shtml.

[53] 李轶群.图说藏医药：揭开藏药的神秘面纱 [EB/OL] .人民网，2018-10-19[2020-05-18] .http://health.people.com.cn/n1/2018/1019/c14739-30350895-9.html.

[54] 宋振喜.金银宝石都能入药藏药 听起来有点"玄" [EB/OL] .辽宁日报腾讯网转，2012-09-29[2020-05-18] .https://finance.qq.com/a/20120929/001476.htm.

[55] 顿拉.女藏医央金拉姆的传奇故事 [EB/OL] .中国西藏网，2011-07-01[2020-05-18] .http://www.tibet.cn/cloud/periodical/p/c/f/130950504081. shtml.

[56] 杜冬 吴勇.非遗之藏医外治疗法——斩断非时死索之利剑 [EB/OL] 中国西藏新闻网，2013-11-21 [2020-05-18] .http://www.xzxw.com/lyrw/zdsh/201501/t20150130_271757.html.

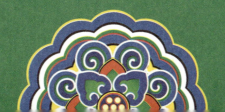